患者が知っておきたい

正しい糖尿病

金崎聖伸
KANESAKI YOSHINOBU

幻冬舎MC

患者が知っておきたい

正しい糖尿病

はじめに

日本の成人のうち、約5人に1人が糖尿病か糖尿病予備軍とされ、糖尿病はまさに現代の国民病です。こうしたなか、糖尿病治療や医療技術は日々進化をしており、新しい薬も続々と登場しています。糖尿病治療の進歩は糖尿病をもつ人にとっては喜ばしいことですが、一方で糖尿病に関する情報が世の中にあふれていることで、どれが正しい情報なのかを分かりづらくしています。正直なところ、変化が速すぎて治療に携わる私たち医療従事者ですら追い付くのが大変なくらいです。また、医療従事者の間で共有されている情報が糖尿病をもつ人には十分に伝わっておらず、情報や意識に大きなギャップが生じています。

私は糖尿病専門医として、埼玉県の小さなクリニックで20年近く診療に従事してきました。患者さんにはできる限りの情報提供を心がけていますが、限られた診療時間のなかですべてを伝えきるのは難しいと日々実感しています。医学の進歩により、糖尿病治療は良い方向に「変化」しています。この本で、診察室では伝えきれないことをまとめることで、糖尿病治療の現場での「ギャップ」を小さくしたいという思いでいます。

本書では糖尿病の恐怖を煽《あお》り立てて受診を促すような手法はなるべくとらないように心がけました。むしろ希望をもって糖尿病と向き合っていただきたいとの思いでいます。また、例えば「こうすれば血糖値が下がる」「こうすれば薬がやめられる」といったようなここだけの特別な方法の紹介、といったこともしていません。科学的証拠（エビデンス）から外れるような記述はなるべく避けながら、意外と知らない糖尿病のホントについてまとめました。

本書を通じて、すべての診療現場で糖尿病治療が滞りなく発展していくこと、何より糖尿病をもつすべての人が糖尿病治療やその発展の恩恵を受けられるようになることを願っています。

目次

第1章 知っておきたい糖尿病の基礎知識

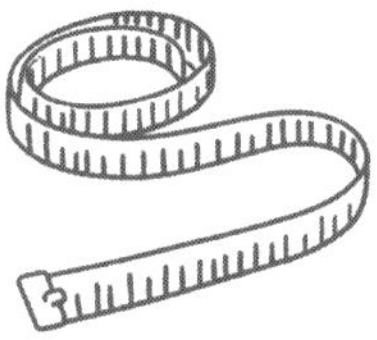

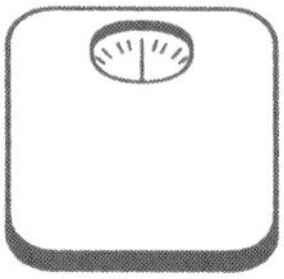

第2章

古代人にも糖尿病はあった!?

――糖尿病治療の歴史

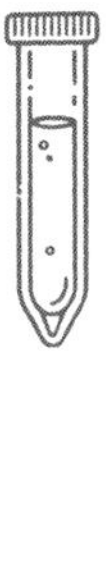

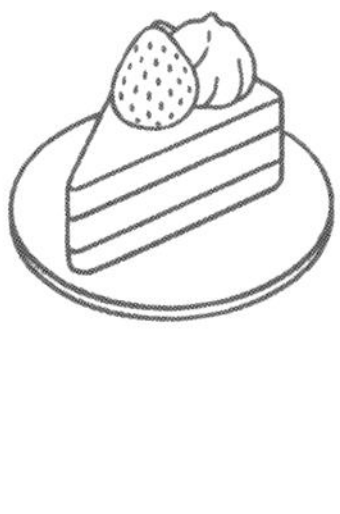

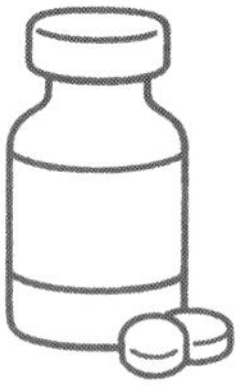

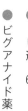

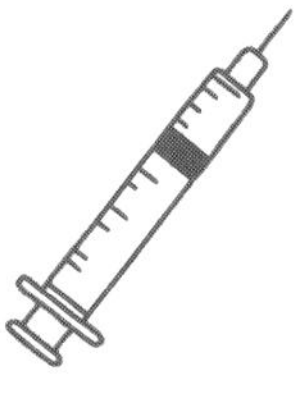

第3章

糖尿病は増えているの？　減っているの？
——糖尿病の現状

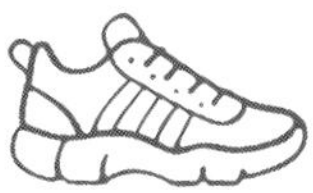

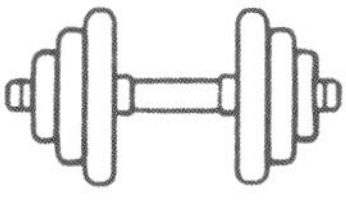

第4章

糖尿病は遺伝が原因は本当なのか
――糖尿病の原因

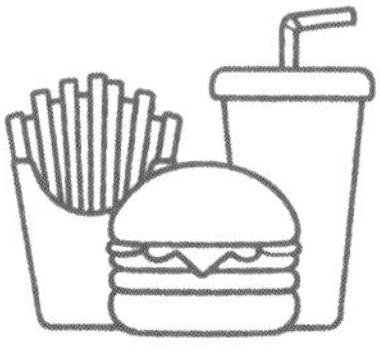

第5章

糖尿病になる人はだらしがない？
——糖尿病の治療法と障壁となるスティグマ

第6章

糖尿病に関するエビデンスとスティグマ

——科学的事実と社会の認識の考察

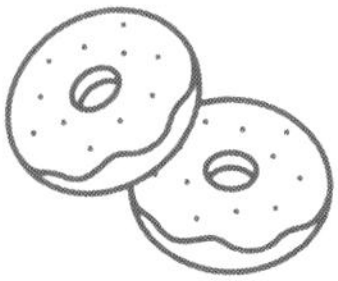

第 1 章

知っておきたい
糖尿病の基礎知識

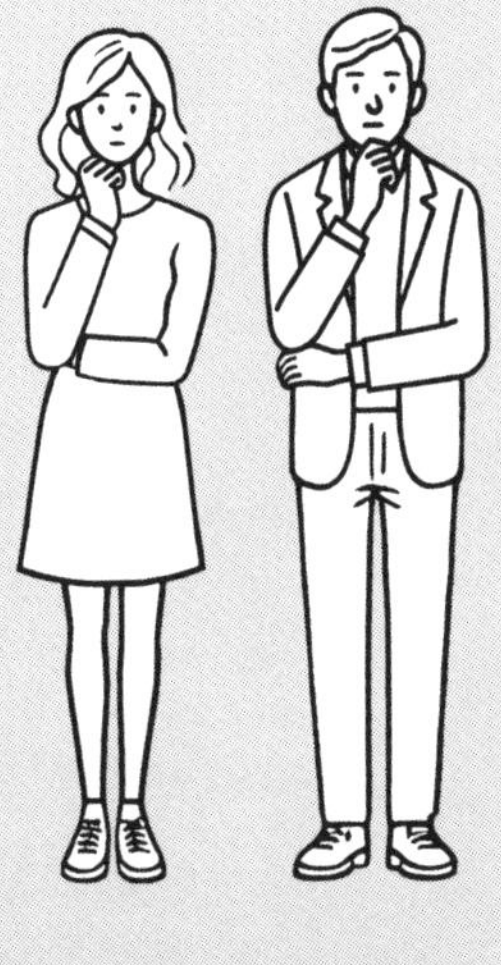

糖尿病とは何か？

糖尿病は、血糖値を調節するインスリンが不足、または低下することによって引き起こされる病気です。血糖値が高い＝高血糖という状態が続くと、多くの臓器や器官に悪い影響が出て、深刻な健康問題が生じます。「糖尿病」という病名の元になった尿に糖が出てくる現象は、血液中に糖が多いことの結果です。ただ、尿に糖が出るのは現象の一つに過ぎませんから、「糖尿病」ではなく、「高血糖病」といったほうが本当はいいのかもしれません。

もともと人間の体にはホメオスタシス（生体恒常性）といって、体内環境を一定に保つ性質があります。健康な状態ではその「一定に保つ性質」がうまく機能しているため、血圧、体温、脈拍、その他いろいろなものが安定しているのです。

このホメオスタシスに貢献しているさまざまな微量物質の中に「ホルモン」がありま す。そして血糖値を一定に保つ役割を担っているのが、インスリンというホルモンです。

糖尿病はこのインスリンがうまく機能しない、あるいは足りないことで起きてしまう病気です。

インスリンは血液中の糖を全身の細胞に取り込ませるスイッチのような役割をしており、インスリンが分泌されていると、血糖値が下がります。インスリンが働かなくなると全身の細胞に糖が回らなくなり、身体は飢餓状態になってしまいます。さらに使われない糖は血液中にとどまってしまうため、血糖値が上がってしまうのです。

人間の体の中で、血糖値を下げるホルモンはインスリンしかありません。しかし血糖値を「上げる」ホルモンは多種類存在します。

もともと、人類を含む生物全般の歴史は生存競争の歴史であり、それは食料確保の歴史でもありました。現在のような飽食の時代とは逆の環境が長く続いており、生物は常に飢餓のリスクにさらされていたため、高血糖になるより低血糖になるリスクのほうが大きかったのです。そのため、進化の過程で血糖値を上げる仕組みばかりが発達したと考えられています。

飢餓の時代では、血糖値を下げるのはインスリンだけに任せておけばよかったのが、飽食の時代になってしまい、インスリンが孤軍奮闘する事態になったのです。

インスリンはこのほかの方法でも血糖値を上げないようにしています。ここからはや専門的な話になりますが、私たちの体内に存在する糖は食べ物から得たものだけではありません。糖は体内でつくることもできるのです。これを「糖新生」と呼びます。

糖新生は主に肝臓で行われます。糖新生のおかげで食事をせず、空腹のときでも血糖値が下がりすぎることはありません。そしてインスリンはこの糖新生を抑える作用があります。空腹のときにはインスリンの分泌量は少なくなるので、結果として糖新生が行われますが、インスリンが機能不全になると糖新生が過剰になってしまい、空腹時の血糖値も上がりすぎてしまいます。

インスリンが分泌される仕組み

インスリンは膵臓《すいぞう》から分泌されます。膵臓は胃の後ろあたりに隠れるように位置している臓器で、強力な消化酵素を十二指腸に分泌して、食べ物の消化を助ける働きをしています。膵臓の構造の大部分を占めるのは消化酵素を分泌する細胞で、これを外分泌腺といいます。

一方、インスリンを分泌するのは内分泌腺で、膵臓全体ではごくわずかな範囲です。顕微鏡で見てみると、海のように広がる外分泌腺の細胞のなかに内分泌腺の細胞が小さな塊をつくって、島のようにポツンと存在します。これを「膵島《すいとう》」といい、発見者の名前をとってランゲルハンス島ともいいます。

インスリンは、この膵島にあるβ《ベータ》細胞と呼ばれる膵臓を構成する細胞の一種から分泌されます。β細胞は血液中の糖を感知するセンサーのような能力も備えています。そして、血糖値が高くなると細胞内に糖を取り込み、インスリンを分泌するエネルギーに変えます。

このようにして、血糖値が上がったときにインスリンの分泌も増えるのです。血糖値が低いときにインスリンの分泌量が減らないと低血糖を起こしてしまいますが、そうならないような仕組みになっているのです。糖自体を取り込んでそれをエネルギーとして使ってしまうなんて、一石二鳥で実に効率的です。私はこの仕組みを知ったとき、あまりにうまくできているので感動すら覚えたものです。

インスリン機能不全の2つの要素：「効かない」と「足りない」

糖尿病（2型）では、いくらインスリンが分泌されても「効かない」という状態が起きます。インスリンは血液中の糖を細胞に取り込ませるスイッチのような役割をしていますが、2型糖尿病ではこのスイッチの働きが悪くなってしまうのです。いくらスイッチを一生懸命押しても細胞が反応しないため、血糖値は下がりません。このインスリンが効かない状態を「インスリン抵抗性」といいます。

なぜインスリン抵抗性が起きてしまうのかについては、さまざまな要因が挙げられていますが、代表的な例が肥満です。増えすぎた脂肪細胞から、インスリンの効きを悪くしてしまうさまざまな微量物質が分泌されていることが分かっています。

そのほか、運動不足も影響するといわれています。運動にはインスリンとは別に血糖値を下げる働きがあるのですが、不足すると血糖値を下げるのはインスリンのみということになり、それを補おうとして膵臓のβ細胞からより多くのインスリンが分泌されます。この状態を「高インスリン血症」といいます。

この状態になると血糖値を正常に維持できなくなり高血糖、つまり糖尿病発症となるのです。さらにβ細胞は長期間頑張り続けているうちに疲弊してしまい、インスリンを分泌する能力が低下します。これを「インスリン分泌不全」と呼びます。糖尿病は、このインスリン抵抗性とインスリン分泌不全の両者が関係しています。インスリン抵抗性とインスリン分泌不全のうち、どちらがより大きく影響しているかについては個人差があります。遺伝的にもともとインスリン分泌機能が低いため、糖尿病になりやすい人もいます。また、日本人を含むアジア人は欧米人に比べてインスリン分泌能力が低いことが指摘されています。

高血糖自体がインスリン分泌に悪影響

β細胞のインスリンを分泌する機能は、高血糖自体からも直接、影響を受けてしまいます。血糖値が高い状態に長期間対処しているうちに、β細胞が疲弊してくるとさらに血糖値が上がってきますが、これとは別に高血糖自体が直接、β細胞の機能を邪魔してしまうのです。これを「糖毒性」といいます。

この作用は短期的で直接的です。もし、幸いにして薬や食事・運動療法がうまく効いて血糖値を下げることができた場合に、β細胞の機能が回復することがあります。ただし、これは糖尿病が発症してから早期の場合に多く見られることで、ある程度の時間が経過してしまったり、長年の治療を経てインスリン注射が必要となったりした段階では期待できません。

血糖値は変動する

インスリンは血糖値を一定に保つ働きをもつと説明しました。とは言っても血糖値がまったく変動しないということではありません。糖尿病ではなくても血糖値は一定の範囲内で変動します。

私たちは食事をすると血糖値が上がり、その上昇した分をβ細胞から分泌されるインスリンによって、血糖値の上昇を抑えます。ところが高血糖の状態が長く続くと、前述のようにインスリンをずっと分泌しなくてはならず、膵臓のβ細胞が疲弊します。そうなるとさらに血糖値は上がり、β細胞はますますインスリンを分泌することになり、さらに過剰労働が続くことになります。

糖尿病を早期発見していれば、薬や食事、運動療法で血糖値を下げることができ、β細胞の機能を回復させることはできますが、ある程度進んでしまうと回復は期待できません。

空腹時の血糖値が110㎎／dℓ以下、かつ食後の血糖値が140㎎／dℓ以下の場合は正常型とされています。つまり糖尿病ではなくても、食後の血糖値は140㎎／dℓまでは上昇するのです。ちなみに糖尿病型は空腹時の血糖値が126㎎／dℓ以上、または食後の血糖値が200㎎／dℓ以上とされています。

血糖値はインスリンの分泌だけではなく、食事の内容や量、食べてから検査までの時間、運動の有無などによっても変わるため、検査のときにはそれを考慮に入れる必要があります。これはよくあるケースなのですが、検診前にうっかり食事をして、血糖値が上がった状態で検査を受けてしまい、高血糖の疑いをかけられることがあります。別の日に空腹状態で検査をし直すと、血糖値は正常範囲内と診断され、高血糖の疑いは晴れます。このように食事をする前と後では血糖値の数値にばらつきが生じます。

正しく血糖値を評価するためには、検査時の条件を毎回同じにすることが必要です。検査時の条件をそろえる最も確かな方法は、朝起きてから食事をとらずになるべく早い時間に検査を受けることです。これで最も正しい「空腹時血糖値」を測ることができます。

しかし、この方法にも欠点があります。糖尿病の場合、空腹時の血糖値はそれほど高くなくても、食後の血糖値が大きく上昇しているタイプがあります。これを「食後高血糖型」といい、特に糖尿病の初期や治療によりある程度血糖値が下がっている場合に見られるものです。空腹時血糖値だけでは糖尿病を見逃してしまう可能性がありますし、治療の経過を追うのにも不十分です。

とても便利なＨｂＡ1ｃ

そこで私たち医療従事者が頼りにするのがＨｂＡ1ｃ（ヘモグロビンエーワンシー）です。ＨｂＡ1ｃは検査の時点の約1カ月前から現在までの血糖値の平均を表します。平均値を算出するにはたくさんのデータが必要ですが、ＨｂＡ1ｃを1回測定するだけで、平均的な血糖値が推定できるのです。ＨｂＡ1ｃはヘモグロビン（Ｈｂ）という、糖とはまったく関係ないタンパクを用い、ヘモグロビン全体量のなかの糖と結合しているヘモグロビンの比率を表します。これは血糖値の平均そのものではなく、平均の推移を比較するための指標です。診療の現場で長年にわたって使われてきた信頼性の高い指標で、糖尿病の診断の基準としても使われています。具体的にはＨｂＡ１ｃが６・５％以上だと糖尿病、６・０％以下が正常、６・１％～６・４％が境界型とされています。治療の目標を設定する際にも用いられますし、のちほど述べる合併症が起きる可能性の閾値《いきち》もデータとして蓄積されています。

糖尿病の病型：1型と2型

糖尿病はいくつかの病型に分類されます。1型と2型、さらに妊娠糖尿病、その他の特殊な糖尿病（特定の遺伝子異常や膵臓切除後など）となります。

2型糖尿病はインスリン抵抗性とインスリン分泌不全を併せ持つタイプで、糖尿病の9割以上（日本では95％以上とされています）を占めます。「糖尿病」と診断された場合に、1型と特に言われていなければ2型と思っていいでしょう。

1型糖尿病はインスリン分泌不全単独の原因で発症します。しかもインスリン分泌機能が著しく低下してしまっているためインスリン製剤による治療が必要になります。2

型と異なり、生活習慣は発症に影響しません。ウイルス感染や自己免疫などが原因とされています。2型よりも遺伝的な影響も少ないとされています。個人の行動や遺伝に関係ないのに発症してしまい、インスリンを使い続けなければいけないので、診断を受けたときの精神的なつらさは2型とは比べものになりません。

私も1型糖尿病と2型糖尿病の両方の診療をしていると、血糖値が高い、という見た目は似ていても、それぞれまったく別の病気を相手にしているという感覚になります。

糖尿病の急性合併症

糖尿病において問題となるのは合併症です。合併症というと、失明する、透析が必要になる、足が腐る、などのイメージを思い浮かべるかもしれません。ただ、これらは急に起こるものではなく、ゆっくりと進行するため慢性合併症と呼ばれています。

一方、急性合併症はこれらの慢性合併症が出る前でも後でも、激しい高血糖によってさまざまな症状があらわれるものです。具体的には喉が渇く、体重が急に減る、尿がたくさん出てしまう、最悪の場合は昏睡《こんすい》を起こしてしまう、といった症状が特徴です。

急性であらわれる主なものは、著しい高血糖によって発症します。はっきりした基準はありませんが、血糖値が４００㎎／dℓを常に超えるようになると、発症の可能性が出てくると考えられます。著しい高血糖の背景は、インスリンの極端な作用不足にあります。絶対的な不足といってもいいです。急性で起きる仕組みは次のとおりです。

血糖値が高くなると尿にもたくさんの糖が出て、果物が熟したような甘い臭いの尿になります。尿に糖が多く出てしまうと、濃い尿を薄めようと腎臓が反応し、多くの尿を出すようになります（正確には糖に水分が引っ張られて出ていく現象です）。尿量が増えると脱水症状になり、体が水分を欲するようになります。そうなると喉が渇いて、多量の水分をとるようになります。高血糖が改善しない限り、水をたくさん飲むようになり、飲んだ水はどんどん尿として出ていきます。

また、インスリンは血液中の糖を全身の細胞に配る役割がありますが、インスリンが絶対的に不足した状態になると、細胞は血液から糖を取り込むことができなくなります。特に筋肉の細胞でも糖が取り込めなくなると、筋肉が飢餓状態になるため、痩せてしまいます。

この症状は昔から糖尿病にたいへん特徴的な症状として知られており、古代ローマの文献にも「肉や手足が溶けて尿に出てしまう」という記述が見られます。

危険な急性合併症：昏睡

著しい高血糖が続くとあらわれる危険な症状に、昏睡があります。血糖値が高くなると、血液の中の赤血球など血球（血液細胞）を除いた液体成分である「血漿《けっしょう》」が濃くなります。

血漿が濃くなると、高血漿浸透圧という状態になります。

血漿浸透圧に大きく関与するのが糖と塩分です。血糖値が著しく高くなると血漿浸透圧も著しく上昇します。この血漿浸透圧の上昇により、脳の神経細胞がダメージを受けてしまい、機能が失われ、その結果、昏睡を起こしてしまいます。これを「高浸透圧性昏睡」といいます。

血液の濃さである血漿浸透圧の上昇以外に、脳の機能に影響を与えてしまう原因としては、血液の酸性化があります。

インスリンが不足すると糖を利用することができないため、その代わりに脂肪を分解してエネルギー源として利用するようになります。ところが緊急的に脂肪を分解すると、ケトン体という副産物が生じます。本来、血液中の酸・アルカリ性のバランスはホメオスタシスの働きによって一定に保たれていますが、ケトン体は血液を酸性にする働きが強いため、ケトン体の発生に伴い血液が酸性側に傾いてしまうのです。

脳の神経細胞はこの酸性にも弱いので、脳の機能が低下し、高浸透圧のときと同じように昏睡が起きてしまうのです。ケトン体が増えている状態を「ケトーシス」といいます。また、血液が酸性側に傾いている状態を「アシドーシス」といいます。そしてケトン体によるアシドーシスを「ケトアシドーシス」といいます。時には著しい高血糖になる前に、ケトアシドーシスで昏睡が起きることがあります。

糖尿病の慢性合併症

血糖値が高い状態が長く続くと、慢性合併症を引き起こします。糖尿病であっても、すぐに合併症が起きるわけではなく、自覚症状が出るまである程度、時間がかかります。慢性合併症の代表的なものは、神経症、網膜症、腎症の3つです。これらは糖尿病特有の合併症で、糖尿病以外でこれらの病気を発症することはありません。三大合併症ともいわれます。それぞれの合併症の頭文字をつなげた「し・め・じ」（網膜症を目《め》とする）と呼ばれることがあります。

糖尿病性網膜症

糖尿病性網膜症とは、糖尿病が原因で網膜に損傷が起こることをいいます。

網膜は眼球の内側にある、主に光など視覚をつかさどる細胞で構成される膜（細胞が配列）で、カメラのフィルムのようなものです。この網膜にある細小血管が高血糖によってダメージを受けます。初期には細小血管からさまざまな物質が染み出るようになったり、血管のこぶ（血管瘤《りゅう》）ができたりします。さらに障害を受けた血管が増えると血流がうまく行き渡らなくなり、それに対応して新たな血管（新生血管）が増えてきます。

ところがこの新生血管が曲者《くせもの》で、すぐに血管の壁が破れたり、詰まったりしやすいもろい血管です。出血は網膜の機能を直接妨げてしまいますし、血管の閉塞が起きると網膜に栄養が行き渡らずに網膜の細胞が減ってしまいます。

また、新生血管から水分が染み出てくることによって網膜がむくみやすくなります。とりわけ、黄斑部《おうはん》という網膜の中で視覚機能の中心となる部分にむくみが起きると、視力に大きな影響が出ます。これらが進行することによって視力が低下し、場合によっては失明に至ることもあります。

数年前までは日本でも失明の原因の第1位が糖尿病性網膜症でした。視力が低下する、もしくは失われるのはもちろんつらいことです。しかし実際には網膜症が始まっていても、はじめは視力低下や視野に黒い斑点が見える「飛蚊症《ひぶん》」などの自覚症状は出ません。

この症状がないときに、眼科で網膜を見てもらうことがとにかく重要です。眼科で網膜が張りついている眼球内部の眼底を診てもらえば、合併症がどの程度進んでいるかが一目瞭然で分かります。定期的に眼底検査を受け、もし網膜症が発見されても早めに治療を受ければ、進行をある程度抑えることはできます。眼科的治療としてはレーザー光線や、場合によっては手術が行われます。最近では新生血管の発生を抑える薬を網膜に注射する方法もあります。いずれにしても血糖値の管理が前提です。

糖尿病性腎症

腎臓は毒素や老廃物を尿から排出してくれる重要な臓器です。血圧の調節や骨の形成、赤血球を造ることにも関与しています。尿は血液を濾過《ろか》することによってつくられますが、この濾過を実際に行っているのが糸球体と呼ばれているところで、片方の腎臓に100万個もあります。

糸球体には細かい血管が糸くずのように絡まっていて、この血管の壁を介して濾過をしています。血糖値が高い状態が長い間続くと、この血管がダメージを受けてしまいます。すると、濾過の機能が障害を受けて、本来尿に出てきてはいけないタンパクの量が増えてきます。同時進行的に働きを失った糸球体が増えてきます。進行した糖尿病性腎症の腎臓を顕微鏡で見てみると、本来は糸球体があったはずの場所が、線維のような硬いものに置き換わってしまっているのがたくさん観察されます。

さて、糖尿病性腎症は進行度合いによって病期が5つに分類されます。第1期は腎臓の働きも正常で検尿でも異常が見られない時期です。第2期はわずかに尿にタンパクが出てくる時期、第3期は尿のタンパクがはっきりと検出される時期です。第4期は腎臓の働きの低下が血液検査ではっきりとあらわれてくる時期で、第5期は透析などをしないと生命の維持が難しい時期です。

このような病期の進む過程を見ていてなにか気づいたことはないでしょうか？　そうです、腎臓の働きが落ちる前から尿にタンパクが出てくるのです。尿タンパク→腎機能低下の順番です。ちなみに自覚症状が出るのは第4期がさらに進んだ頃です。自覚症状で気づいたらもう腎臓の働きはかなり落ちていた、となるのです。

糖尿病性腎症のように、慢性的にゆっくりと腎臓の病気が進行した場合には、腎臓の働きは元に戻りません。やはり早期発見（診断）に勝るものはなく、そのためにも検尿でタンパクが出ていないか定期的にチェックすることが大切なことなのです。

最近、ＣＫＤという言葉が使われるようになってきました。ＣＫＤとは慢性腎臓病のことで、全世界的に増えています。日本でも増加しており、ＣＫＤがこれ以上増え続けると、透析を必要とする人の数もどんどん増えてしまいます。「ストップ！ＣＫＤ」を合言葉に、腎臓病の進行をなんとか食い止めようという活動が始まっています。我が国では透析を始めることになる原因の第1位が糖尿病性腎症です。ＣＫＤへの対策として、必然的に社会全体での糖尿病への対策が今後ますます重要になってきます。具体的には糖尿病糖尿病性腎症の、少なくとも3期以上では腎臓専門医の受診が推奨されます。

糖尿病性神経症

高血糖の状態が長く続くと、神経に大きな障害が生じます。

神経は全身に張り巡らされていて、さまざまな情報伝達や調節などの役割を果たしています。血糖値が高い状態が続くと過剰な糖が神経内に蓄積したり、神経を養っている小さな血管がダメージを受けたりすることなどにより、「神経障害」と呼ばれる症状を発症します。

神経障害の種類は末梢神経障害、自律神経障害、単神経障害などが挙げられます。まず、代表的な末梢神経障害は主に感覚に関係する神経の障害で、長期の高血糖状態でその感覚に異常が見られるようになります。例えば、感覚が低下し始める頃は足の裏に膜が張ったような、あるいはほてりのような感覚になることがあります。神経障害がさらに進行すると痛みやしびれといった強い症状になり、さらに進行すると痛みも何も感じなくなります。この状態で神経を顕微鏡で観察してみると神経細胞の数が極めて少なくなっているのが分かります。

感覚を伝える神経細胞自体がないのですから「感覚消失」となるわけです。末梢神経障害の発症にはいくつかの特徴があり、まず体の中心から最も遠い神経から障害されていきます。体の中心から最も遠いところは足の指先です。そこから足の裏などに広がってきます。また左右対称に症状が出ます。神経は痛み（痛覚）だけではなく、温度、振動、位置などの感覚もつかさどっていますがこれらの感覚も低下していきます。

次に自律神経障害です。これも症状が多様で、代表的なものに発汗機能の低下、便秘、立ちくらみ（血圧低下）、勃起障害などが挙げられます。また、単神経障害としてピンポイントで運動神経が障害されることによる眼球運動障害、足の変形などがあります。

神経障害は血液検査などでは分かりませんし、網膜症のように視覚的に観察することもできません。専門的な機械を使えば障害を数値化できますが、それこそ専門医療機関でしか検査できません。それでも時間をかければちょっとした診察手技で痛覚や振動覚の障害の程度の把握は簡単にできます。正確さに欠けますが、私の医院でも初診や症状について判断に迷ったときに行います。

大血管症

大血管症は糖尿病性網膜症、糖尿病性腎症、糖尿病神経障害とともに糖尿病で多く見られる合併症です。糖尿病三大合併症といわれる糖尿病性網膜症、糖尿病腎症、糖尿病神経症は小さな血管がダメージを受ける病気であるため、「細小血管症」とも呼ばれます。

これに対し、「大血管症」は大きな血管がダメージを受けることで起こる症状です。大きな血管がダメージを受けると血管が狭くなり、血液の循環がうまくいかず、血管が硬くなってしまいます。いわゆる動脈硬化の状態であり、これによって、心筋梗塞、狭心症、脳梗塞などを誘発します。

動脈硬化は糖尿病以外でも喫煙、高血圧、高脂血症などが原因で引き起こされますが、糖尿病になるとさらにそのリスクが高まるのです。三大合併症は糖尿病がなければ起きませんが、大血管症では糖尿病はリスク要因の一つであり、このあたりの区別が大切です。また内臓脂肪が多いメタボリックシンドローム（以下、メタボ）の場合、さらに動脈硬化が進むスピードが速くなります。糖尿病をもっている人はメタボであることも多いので、内臓脂肪を減らすなどの対策が必要となります。

メタボは内臓脂肪が原因となり、高血圧、高血糖、脂質代謝異常が起きます。それにより心臓病や脳卒中のリスクが高まります。

糖尿病はメタボによって引き起こされる症状の一つにすぎず、特に大血管症の予防には糖尿病にだけ対策を講じるのではなくメタボ対策を常に意識する必要があります。

糖尿病性足病変

糖尿病足病変は足の神経や血流の障害によって起こる足のトラブルです。はじめは足がしびれ、違和感があり、次第に感覚がなくなり、足が壊疽《えそ》(腐る)に至ることがあります。有名芸能人が糖尿病を発症し、足を切断したというニュースから糖尿病は足に来る、というイメージは浸透しているようです。

しかし、これらの症状が糖尿病性足病変として正式な分類名称がついたのは、最近のことで、しかも三大合併症のように糖尿病特有のものとは言い切れないところもあります。

足病変が起きる背景として神経障害、血行障害などがあり、神経障害があると、足にけがや傷を負っても痛みを感じないので気づきにくくなります。また、動脈硬化で血流が悪くなると傷の治りが悪くなるだけでなく、凍傷やしもやけのように足が極度の血行障害を起こしやすくなります。そもそも足の指先は心臓からいちばん遠い「体の端っこ」のため、血行障害に弱いのです。さらに高血糖によって免疫機能も低下してしまうため、傷ができたとしても治りにくくなるのです。糖尿病足病変と三大合併症は同時進行のことが多く、例えば視力が低下していた場合には、足の異変を目で見て気づけないことが生じてしまいます。足に異変があることに気づかないまま放置してしまうと、最悪なケースでは足を切断せざるを得なくなります。

足病変は進行の程度によっては足病変専門の医療機関での治療が必要になります。「フットケア外来」という名前で、最近は複数の診療科と専門職が連携して治療にあたっているところが増えてきました。網膜症は眼科、腎症は腎臓内科、足病変はフットケア外来というように、専門科で診てもらうことが大切です。

その他の合併症

「合併症」とまではいかなくても、その他のさまざまな疾患が糖尿病では起きやすくなる、あるいは進行しやすくなることが指摘されています。

例えば高齢者の場合、高血糖が長く続くことで認知症を発症しやすくなり、そして認知症になると血糖値のコントロールがうまくいかず、糖尿病が悪化するケースがあります。また歯周病と糖尿病は相互に悪影響があり、糖尿病が歯周病を悪化させ、また歯周病が血糖値を上げることがあると分かっています。そのほかに感染症のリスクも指摘されています。最近では新型コロナウイルス感染症の重症化のリスクとしても指摘されました。ただし、糖尿病の治療でもきちんと血糖値が管理されていれば危険因子とはならないとの報告もあります。肝炎や肝硬変、肝臓がんなど肝臓の疾患も最近では糖尿病をもつ人で多くなってきていますし、骨粗しょう症のリスクとの指摘もされています。

このように糖尿病は放置しておくと、さまざまな合併症を引き起こす可能性があるのは事実です。ただ、必要以上に怖がる必要はありません。正しく付き合い治療をすることで、糖尿病が怖い病気ではなくなる可能性があることを改めて知ってもらいたいのです。

第 2 章

古代人にも
糖尿病はあった!?

——糖尿病治療の歴史

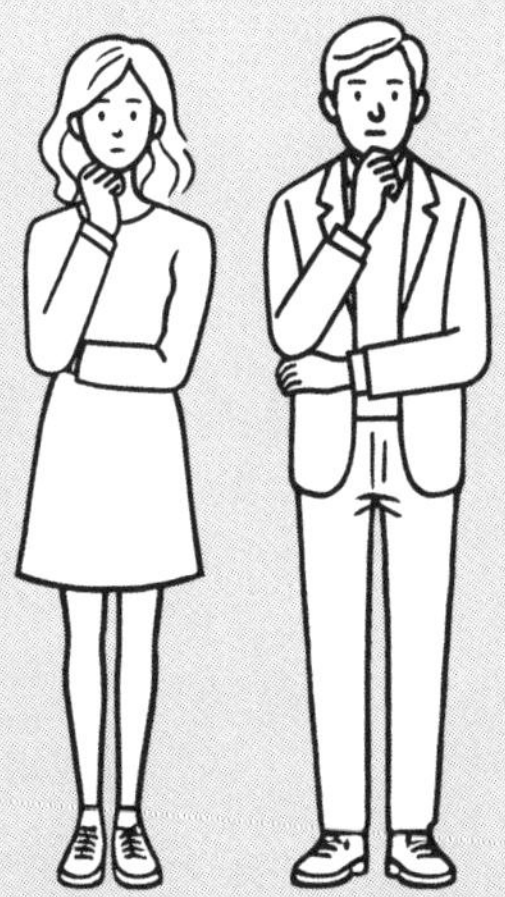

有史以前の糖尿病

糖尿病についての歴史は古代文明までさかのぼります。

最も古い記録は、紀元前16世紀の古代エジプトの医学書「エベルス・パピルス」とされています。ここには多尿についての記述があります。かなり謎めいた内容で、現在の糖尿病といわれる病気と必ずしも一致しているとはいい切れませんが、おそらく糖尿病である可能性が高いと考えられています。

また、紀元前6世紀頃に古代インドでスシュルタという外科医が書いた医学書があります。その「姿勢の変化により知られる予後」という項目に、「猛烈な飢えや、いやしがたい渇きが、衰えた患者にある」「下痢、激しい頭痛、喉の渇きがあらわれる」と記されています。この記述が糖尿病を指しているのではないかと見られています。

古代中国の黄河文明では、「黄帝内経素門」という文献において、糖尿病と思われる病気の記述に多飲、多尿、口渇、痩せ、化膿症《かのうしょう》、性交不能を挙げていました。ちなみに中国ではその後も「消渇」という名でさまざまな文献や医書に登場します。「消」は体重が減少する様を、「渇」は飲水が多い様を表し、日本に伝わり「消渇《しょうかち》」と呼ばれていました。これらは厳密には糖尿病以外の病気についても述べているようで、必ずしもこんにちの糖尿病そのものを指しているのではないとの指摘もあります。

藤原道長は糖尿病だった

日本で最も古く記録された糖尿病の人物は藤原道長《ふじわらのみちなが》とされています。道長は娘たちを次々に天皇に嫁がせて自らは天皇の外祖父となり平安貴族の絶頂期を体現した人でした。道長についての記録は実は豊富で、自ら記した『御堂《みどう》関白記』のほか、藤原実資《さねすけ》（道長の又従兄弟《またいとこ》）による長大な『小右記《しょうゆうき》』などから詳細なことを知ることができます。

道長は華やかな生涯とは裏腹に、多くの病気に苦しめられてきました。その一つが糖尿病です。『小右記』によると道長は50歳を過ぎたあたりから痩せていき、視力が低下し、よく水を飲むようになりました。自らの人生を満月にたとえた「この世をば　我が

世とぞ思ふ　望月《もちづき》の　かけたることも　なしと思へば」の歌を詠んだのは52歳の時ですが、この頃はすでに視力はかなり低下していたと考えられます。そのため、どれだけ月がよく見えていたかは疑問との指摘もあります。

晩年については衰弱や喉の渇きがひどくなっており、最終的には62歳で急性の合併症で亡くなっているようで、インスリン治療が可能な現代では見られないような最期でした。昏睡やけいれんも絶対的なインスリン不足による脱水やアシドーシス（血液が酸性になってしまうこと）をうかがわせます。腫れ物がなかなか引かない、というのは慢性高血糖による免疫力の低下が考えられます。

さらに発作的に胸の痛みを訴えることが多かったのですが、これも糖尿病で発症しやすくなる狭心症や心筋梗塞をわずらっていた可能性を示唆しています。

62歳というと当時としては高齢の部類に入りますが、晩年は糖尿病の慢性合併症である網膜症をうかがわせる症状があるなどで、決して健康状態は良くなかったようです。またかつて権力争いをした兄の道隆や伯父の伊尹《これただ》もどうやら糖尿病をわずらっていたことが推測されています。

兄の道隆は、ＮＨＫの大河ドラマ『光る君へ』でも、視力が低下し、喉が異様に渇く描写がありましたが、おそらくこれは糖尿病によるものだと考えられます。よく水を飲むことから、平安時代は「飲水病」「口渇病」あるいは「消渇」といわれていました。

血縁者に糖尿病が多く、当時としては食べ物に困らない生活をしていたことなどからも、典型的な緩徐進行の2型糖尿病と矛盾しないようです。

古代ギリシャおよび古代ローマでの糖尿病

ヨーロッパ人による記述で最も詳細かつ古い著書では、カッパドキア（当時のローマ帝国、現在のトルコ）の医師アレタイオスによるものが知られています。アレタイオスはヒポクラテスの影響を受けており、自らの著書『慢性疾患の原因と症状』の中で、「奇妙な病気であるが、尿の中に肉や手足が溶け出てしまう」と記していますが、同時に多尿の症状を強調しています。

患者は常に尿をつくり続け、まるで水道の蛇口が開いたかのように絶え間なく尿があふれていると指摘しています。

糖尿病のことを英語でdiabetes（ダイアベティス）といい、ギリシャ語のディアベーテスに由来します。ディアベーテスは「通り過ぎる」を語源にもち、コーヒーメーカーの濾過器と同じ「サイフォン」の意味で使われていました。その意味のとおり、尿がとめどなく出ている様子からつけられた病名で、糖尿病を「サイフォン病」と表したことになります。

インスリンや飲み薬のない時代には、視力が低下する、足が腐る、腎臓の働きが悪くなって全身がむくむといった、慢性合併症を発症する前の急性合併症で命を落としていたのです。

西洋東洋を問わず糖尿病に関する記録や記述は存在していますが、原因は分からず「謎」の範ちゅうに留まっていたようです。今と違ってまだ稀有《けう》な病気であったことも背景として挙げられると思います。そもそも、食べたものを消化し、代謝するという概念がありませんでした。それでもこの病気は裕福な人に多く、貧しい人には少ないという指摘や、胃の異常が関係しているかもしれないとの考えもありました。

古代の文献における糖尿病の記述で共通した特徴は、とにかく尿がたくさん出てしまうというところです。同時に激しい喉の渇きのために患者は常に水を飲んでいて、徐々に痩せて衰弱していく、腫れ物（化膿）ができやすいなどの記述があります。

さらに興味深い記述として、インドではすでに甘い尿を指摘していました。スシュルタの記述には「蜜の尿」という表現が見られ、その尿には虫がおびき寄せられるとしています。この指摘は大変重要で糖尿病の本質に迫るものですが、なぜかその後人類は「甘い尿」について指摘することはありませんでした。尿に糖が出ているということが明確に指摘されるようになるには、18世紀まで待たなければなりませんでした。

尿はなぜ甘い？

ヨーロッパでは、17世紀頃から糖尿病患者の尿が甘いということにようやく注目されるようになりました。最初に糖尿病をもつ人の尿が甘いことについて書いたのは、イギリス国王のチャールズ2世の主治医トーマス・ウィリスです。ウィリスはこの甘味を硫黄のせいだと考えていました。これが糖だと発見したのはイギリスの医師マシュー・ドブソンです。ドブソンは尿を煮詰めるとブドウ糖が出てくるということを1774年に報告しました。しかも彼は尿に出る糖は血液に由来すると推測し、血液中からも糖が検出されることを証明しました。恐るべき慧眼《けいがん》です。

このあたりから、食べ物を消化して代謝するという概念や、血液中の糖がこの病気と関係するのではないかという推測が出てくるようになりました。

ちなみに糖尿病は英語では正式にはdiabetesに、蜜のような「甘い」を表すmellitus（メリタス）がついてdiabetes mellitusといいます。略してDMということも多いです。

謎の臓器、膵臓

糖尿病は長年の人類の謎でしたが、その謎を解明するきっかけとなったのが、膵臓に関する知見でした。

膵臓はアレタイオスと同時期にギリシャのルフォスが、パンクレアスと名付けました。

膵臓は胃の奥にある横に長い臓器です。膵臓は胃や腸のように中が空洞になっている管《くだ》ではなく、中が詰まっている臓器で、医学用語では実質臓器といいます。

この言葉は現在、英語でもpancreasとしてそのまま使われています。「パン」はすべて、「クレアス」は肉という意味で、直訳すると「すべて肉質のもの」という意味になります。膵臓の存在は認められていたものの、その後の長い歴史のなかで膵臓の機能自体はほとんど顧みられることはありませんでした。

日本人が膵臓の存在を初めて知ったのは、江戸時代の蘭学《らんがく》医・杉田玄白らが出版した『解体新書』（1774年）によってでした。

解体新書はドイツ人のヨハン・アダム・クルムスが書いた『解剖図』が元になっており、その『解剖図』のオランダ語訳書を玄白らが手に入れて日本語に翻訳しました。そこには膵臓について「最も大きな分泌腺」とオランダ語で書かれており、玄白らは分泌腺を意味するキリル（英語でクライン）をそのまま使って「大キリイル（大幾里児）」と訳しました。

のちに「膵臓」を膵という漢字で名付けたのは、蘭方医の宇田川玄真《うだがわげんしん》です。彼は西洋でいうpancreas（すべて肉）の「すべて」を表す漢字「萃」と肉を表す「月」（にくづき）を組み合わせて「膵」の文字をつくりました。

膵臓のなかに「島」がある

1869年、当時21歳の医学生だったドイツ人のパウル・ランゲルハンスがウサギの膵臓を顕微鏡で見たところ、ほかの腺組織（消化液分泌組織）とは異なる細胞の塊のようなものが散らばっているのを発見しました。

それは島のような細胞の塊でしたが、その役割は分かりませんでした。ランゲルハンスは「私には、これを解明する能力が欠けている」という言葉を残し、40歳の若さで病死しました。

膵臓を切除した犬が糖尿病になった！

ランゲルハンスの死の翌年、1889年、糖尿病の病態解明を大きく前進させる発見が起きました。発見したのはドイツ人の医師オスカル・ミンコフスキーです。彼は糖尿病の研究もしていました。ある日のこと、同僚の医師との雑談中に膵臓の働きが悪いと脂肪の吸収が悪くなるかもしれないとの相談を受けました。

動物実験の経験が豊富なミンコフスキーは、犬の膵臓を全部取り除いたら何か分かるのではないか？　と思い、すぐに犬を手に入れて膵臓を摘出する手術を行いました。すると犬はところかまわず小便をしてあちこちを汚すようになりました。ミンコフスキーは「もしや？」と、尿糖を測ってみました。すると糖尿病が疑われるような多量の尿糖が計測されたのです。このことから、膵臓がないと糖尿病になってしまうことが分かりました。

1893年にフランスのエドアルド・ラゲッスはランゲルハンスの発見した膵臓組織

内の細胞の塊は内分泌腺であることを考え、これを「ランゲルハンス島」と名付けました。

1901年にはアメリカの病理学者ユージン・オピーが、糖尿病で亡くなった人の膵臓を調べ、ランゲルハンス島が変性していることを発見しました。このことにより、膵臓のランゲルハンス島から分泌されるなんらかの物質が減ることで糖尿病になる、という説が確立されました。ただ、この時点ではその物質が何なのかは分かっていませんでした。

そこから、ランゲルハンス島から分泌されるこの物質を探し当てる競争が世界中で始まりましたが、15年間は発見できませんでした。

インスリン発見物語

膵臓に含まれる消化酵素の作用は強力です。例えば膵炎などの炎症が起きると、その消化酵素で自らの組織を破壊してしまうくらいです。強力な酵素を含む組織から微量な内分泌物質を抽出するのが困難であることは、今から考えても想像に難くありません。

しかし1921年にカナダで2人の研究者がついにその物質、インスリンの抽出に成功します。彼らの名前はフレデリック・バンティングとチャールズ・ベストといいました。バンティングはトロント大学で生理学を学びましたが、糖尿病や膵臓の研究者ではなく、トロントで整形外科の開業医をしていました。クリニックの仕事は暇であったため、近くの大学の図書館に出かけてはよく医学論文を読んでいました。そこである論文に出会います。その論文では膵臓のランゲルハンス島が糖尿病に関係するホルモン（内分泌物質）を分泌しているはずだと記されていました。

彼はすぐに母校のトロント大学の生理学教室に行きました。そして教室の責任者であるジョン・ジェームズ・リカード・マクラウド教授に、ランゲルハンス島から分泌される糖尿病に関係するホルモン（内分泌物質）の抽出の実験をさせてほしいと頼みこみました。当初、マクラウド教授は許可しませんでしたが、バンティングは引き下がりませんでした。彼はこの研究をするために診療所もたたみ、私財をなげうって、生理学教室に来たといわれています。

バンティングがあまりにもしつこいので、マクラウド教授はついには実験室の使用を許可しました。さらに当時の医学部の上級生だったベストに、バンティングの助手になるよう命じました。

こうしてバンティングとベストの実験が開始されました。2人は犬を調達し、膵臓にある膵管を縛ることから始めました。

バンティングは膵管を完全に縛れば外分泌腺（消化酵素分泌腺）が萎縮し、内分泌系物質を壊すことなく取り出せると計画していました。手術はすぐにはうまくいきませんでしたが、9週間後、やっとのことで膵臓から出る内分泌系物質の抽出に成功しました。

そしてこの液を膵臓を全摘出した糖尿病の犬に注射したところ、劇的に血糖値が下がったのです。成功した理由は、抽出時に低温下で酸性アルコールを使ったことによるとされています。

わずか9週間の実験で内分泌系物質を抽出し、血糖値を下げることに成功した彼らは、そこからさらに約5カ月後には糖尿病で末期状態のレナドという13歳の少年に抽出した液を注射しました。するとみるみるうちに血糖値が下がり、レナド少年の糖尿病は改善しました。

今、残っているレナド少年の治療前と治療後の写真では、表情が違います。治療前は衰弱した様子が見られますが、治療後は笑顔を浮かべています。その変化を比べるだけでも、治療の効果が絶大だったことが分かります。

抽出した液に含まれる物質はインスリンと命名されました（当初は「アイレチン」でしたがのちにラテン語のものに変えました）。このインスリンの発見により、バンティングはノーベル生理・医学賞を受賞しました。ちなみに一緒に受賞したのはベストではなく、マクラウド教授でした。バンティングはともに実験をしてくれたベストに報いたいと思い、受賞した賞金は彼と山分けしました。

バンティングはその後、第二次世界大戦中の１９４１年に搭乗した飛行機が事故に遭い、49歳でその生涯を閉じました。一方、ベストは自らの名前を冠した研究所で長きにわたり仕事を続けました。

インスリン製剤の発展

バンティングたちの功績により、膵臓から抽出されたインスリンは早速治療に使われました。急性の合併症で苦しんでいる患者に投与すると、患者たちは次々に回復していきました。１９２２年にはアメリカのイーライリリー社が世界で初めてインスリンの製剤化に成功し、１９２４年にはアメリカのベクトン・ディッキンソン社が世界初のインスリン専用注射器を製造し、ノボ社がシリンジタイプの「インスリンノボ」を発売しました。

インスリンは瞬く間に世界に広がっていったのですが、当時の抽出液は、インスリン製剤とみなしたとしても不純物だらけのもので、どちらかといえば「インスリンも含む膵臓の成分」というほうがふさわしいものでした。

これを注射するわけですから、注射部位の腫れや化膿、発熱が頻繁に見られました。そのために不純物を取り除き、体に負担の少ない純度の高い成分を取り出す研究が急いで進められました。

インスリンの結晶化に成功したのは1926年、アメリカのジョン・ジェイコブ・エイベルでした。結晶化に亜鉛が必要なことはスコットがのちに発見しました。インスリンの結晶化により純度は10倍以上高まりました。

ほかにもインスリンについては問題がありました。それは供給量です。動物の膵臓から得られるインスリン成分はごく微量です。多くの患者が毎日のように使えるだけの量を賄うには多くの動物を必要とします。バンティングとベストは犬からの抽出に成功しましたが、ほかのさまざまな動物からもヒトに効果があるインスリンを抽出ができないかと研究が進みました。その後、牛や豚などからもインスリンが抽出できるようになり、日本では魚由来のものも登場しました。それでも動物からの供給には限界があります。そこで工業製品として製造されることが期待されるようになりました。

ヒトインスリンの登場

インスリンは生物がつくり出す高分子化合物です。高分子化合物は内服すると消化分解されてしまうので、注射薬として使う必要があります。ちなみに内服薬となっているものの多くは低分子物質で、いくつかの元素記号の組み合わせで書き表せてしまうくらいの「分子」です。「分子」は化学の技術によって製造することは比較的容易です。一方、インスリンのような高分子化合物は、アミノ酸というういわば大きな分子をさらに何十個も組み合わせて構成されたタンパク質です。タンパク質を設計図どおりにつくるのは機械ではなかなかできません。

そこで着目されたのが微生物でした。タンパク質の設計図は遺伝子（ＤＮＡ）です。ヒトのインスリンのＤＮＡ配列は分かっていたので、これを大腸菌のＤＮＡの中に組み込んで大腸菌につくらせることにしました。成功したのは１９７０年代後半で、アメリカの会社が開発を行いました。

この技術により高分子化合物の合成を行うことができ、その最初の成功例がインスリンだったといわれています。

こうしてつくられたインスリンは糖尿病治療の主役となりました。現在では「ヒトインスリン」とか「組み換え型インスリン」などとも呼ばれています。

現在広く使われているインスリン製剤は「インスリンアナログ」といわれています。これはインスリンのアミノ酸配列を一部変えて、本物のインスリンと同じ働きをし、効果の発現や持続時間などがより調節しやすいものとなっています。インスリンは細胞の「受容体」というところを刺激して効果を発揮します。厳密にはインスリンではなくても、インスリンの働きと同じようにその受容体を刺激してくれれば、インスリンを使ったことと同じことになるのです。

HbA1cの登場

糖尿病の診断や治療ではかつては尿糖を調べていましたが、現在は血糖値を測定する機械が普及し、糖尿病の有無は血糖値を参考にするようになりました。

ただ、血糖値は同じ人の同じ日であっても食事の前後や時間経過、運動などにより大きく変動します。「朝食前の血糖値」と条件を統一することである程度の比較は可能になりますが、食前の血糖値が低めであっても食後が顕著に上がってしまう場合などでは、高血糖を見逃している可能性があります。

そこで登場したのがＨｂＡ１ｃです。ＨｂＡ１ｃの概念はイランのサミュエル・ラーバーという医学者が、１９６８年に糖尿病患者では異常なヘモグロビンが増えていると報告したのが始まりとされています。

ヘモグロビンとは主に赤血球に含まれる色素タンパクで、血液が赤いのはヘモグロビンによるものです。ヘモグロビン自体は糖尿病の病態や進行には関係がありませんが、糖尿病であるかどうかを測るうえで糖が結合した糖化ヘモグロビンは異常ヘモグロビンとして検出されることが分かりました。これがＨｂＡ１ｃと呼ばれるようになり、ヘモグロビン（Ｈｂ）全体に対する糖化ヘモグロビンの比率で糖化の程度、すなわち血液中の糖の多さを知ることができるようになったのです。

ＨｂＡ１ｃは「血糖値の平均」と相関します。糖化はゆっくり進むので1～2カ月前から現在までの血糖値の平均を反映します。医療機関受診の直前に食事や運動に注意し、一時的に血糖値を下げることができますが、ＨｂＡ１ｃにはすぐに反映されません。そのため、いくら血糖値が高くなくても、ＨｂＡ１ｃが高ければ糖尿病と診断されることもありますし、無理して血糖値を下げても「一夜漬け」であることが分かってしまうのです。

そもそも慢性的な高血糖が合併症を引き起こすため、その場限りの血糖の数値よりも合併症予防の治療には、ＨｂＡ１ｃの数値は有用です。ＨｂＡ１ｃは現在でも診断基準に取り入れられ、糖尿病検査のエース的存在です。

ＨｂＡ１ｃははじめから世界統一基準があったわけではなく、各国でバラバラでした。一応は国際臨床化学連合（ＩＦＣＣ）の統一基準もつくられましたが、現在はアメリカで主に使われていたＮＧＳＰ値が広く用いられています。

2つの経口糖尿病薬の登場

●SU剤

糖尿病の治療薬は注射製剤のインスリンしかない時代が約30年続きましたが、その後2つの内服治療薬が使えるようになりました。そのうちの一つ、ＳＵ剤は１９４０年代のフランスで発見されたといわれています。第二次世界大戦中、フランスでは感染症の治療によく使われていたサルファ薬という抗菌薬の一種を腸チフスの患者に使ったところ、けいれんや昏睡を起こして複数の人が亡くなるという事象が発生しました。それに気づいた医師が糖尿病に詳しい同僚の医師に相談したところ、インスリンによる重症低血糖に症状が似ていたことが分かりました。そこで内服した患者の血糖値を調べたところ、なんと低血糖を起こしていたことが分かったのです。

このサルファ薬は本来、抗菌効果を発揮するスルホンアミド基という構造とは別に、スルホニルウレアと呼ばれる構造をもっていて、これが血糖値を下げる効果があると考えられていました。しばらくは臨床応用されませんでしたが、1955年ドイツでスルホンアミドとスルホニルウレアの両方の構造をもつ、カルブタミドというサルファ薬にやはり低血糖を起こす副作用があることが分かりました。そこから急速に研究が進み、抗菌作用のあるスルホンアミド基の構造を変えて、血糖値降下作用だけをもつスルホニルウレア（トルブタミド、SU剤）が開発されました。

SU剤はインスリンを分泌する膵臓のランゲルハンス島のβ細胞を刺激し、より多くのインスリンを分泌させます。SU剤が作用するための特有の受容体はβ細胞にあります。それがSU受容体です。SU剤のインスリン分泌促進作用はダイレクトであるため、血糖値を下げる効果はかなり高いのですが、血糖値が高くても低くても同じようにインスリン分泌を刺激します。血糖値が高くない場合に効いてしまうと、低血糖になるリスクがあるので注意が必要です。現在では使用頻度は減ってきていますが、体重の増加作用とともに注意しながら使えば治療薬としてはこれからも残っていくと考えられます。

●ビグアナイド薬

1918年に、マメ科の牧草ガレガ草に多く含まれるグアニジンという物質が血糖値を下げることが分かりました。正確には「グアニジン基」という化学構造を含むもので、1920年にはグアニジン基を含む化学物質（グアニジン誘導体）が開発されました。同じ時期の1921年にインスリンが発見されたので、グアニジン誘導体は糖尿病治療においてインスリンと同じくらいの歴史をもつことになります。

当時から効果は確実にあったようですが、インスリンの発見のほうがセンセーショナルであったこと、いくつかの副作用があったことなどが原因となって、あまり注目されていませんでした。

その後、30年ほど経った1950年代にグアニジン基を有する3つの薬、フェンホルミン、ブホルミン、メトホルミンが開発され、1960年代からは実用化されるようになりました。

この3つの薬はグアニジン基が2つ並んでいるのが特徴で、「2」を意味する「bi（バイまたはビと呼びます）」とグアニジン誘導体をつなげて「ビグアナイド」といいます。ビグアナイドは今でも日本を含む全世界で使われています。

糖尿病の慢性合併症はないといわれていた

インスリンが実用化され始めた1930年代、インスリン治療の登場で糖尿病治療は劇的に変わり、それまで急性合併症で亡くなっていた人を救えるようになりました。

それまでは糖尿病は死の病気でしたが、インスリンの登場により、糖尿病は死ぬ病気ではなくなりました。ところが、糖尿病治療に経験のある医師は、長く糖尿病にかかっていると失明したり、腎不全になったり、足が壊疽を起こしやすいということを経験的に知っていました。急性合併症を起こすほどの重症ではないため命を落とすことはありませんが、その後は別の病気を併発することになるということです。

一方で、失明や腎不全、足が腐るような、こんにちでいう慢性合併症と糖尿病が直接関係している根拠はないと唱える人たちもいました。そもそも、目や神経や足など、血糖値とどう結びついているのかが分かっていなかったからだと思います。1950年代頃までは失明や腎不全、足が腐るような症状は、糖尿病と直接関係があるかどうかは重要視されませんでしたが、糖尿病の慢性合併症にいち早く気づき、さらなる治療法の発展を唱えた医師の一人としてアメリカ人のエリオット・ジョスリンの名が挙げられます。

彼は糖尿病と失明や腎不全、足が腐るような症状は関係があると唱えました。彼は糖尿病治療のパイオニアともいわれ、患者への教育と主体的な治療への参加、チーム医療の必要性、患者の治療記録の集積など、こんにちの糖尿病診療の基本的な方法論をインスリンの発見前から唱えていました。そしてインスリン発見後もその姿勢が変わることはありませんでした。

血糖値を下げると合併症が減る確かなエビデンス（根拠）がない

インスリンが登場し、1960年代には糖尿病をもつ人が急性合併症で亡くなることはほとんどなくなりました。ただ、糖尿病でインスリン治療をしても血糖値が高い状態が続くと、失明や腎不全、下肢の感覚異常、さらには心筋梗塞などの心臓病にかかる人が減らないことも現実としてありました。この頃のインスリンは、効果の持続時間などの点でまだ使い勝手が悪く改良の余地がありました。改良されていても、多くの人で完全に血糖値をコントロールすることは難しかったのです。

このようななかで、長きにわたって血糖値のコントロールがうまくいっている人では、合併症を起こしにくくなることが指摘され始めてきました。

1970年代には、長期にわたって血糖値が高い状態が続くと、腎臓、網膜、神経に対する糖尿病特有の合併症、そのほかに狭心症や心筋梗塞、脳梗塞なども起きやすくなるということが確定的となっていました。

ただ、血糖値を下げると合併症が減るという確実な根拠はありませんでした。「血糖値が高い状態が続くと合併症が起きやすくなる」ことは間違いありませんが、「血糖値を下げると合併症を確実に防ぐ」ということにはならないのです。

こういう仮説を立ててみます。じつは糖尿病（血糖値が高い）の原因はある未知の別の病気Ⓐのせいであり、血糖値が高いのもその病気Ⓐのあくまでも一側面でしかないとします。そして病気Ⓐは血糖値が高くなると同時に腎臓や網膜や神経にも障害を引き起こしてしまうのであって、血糖値が高いこととこれらの障害は並列的に起きるということは考えられないだろうか、ということです。実はこのような議論は糖尿病の慢性合併症の存在を否定する論拠として考えられていたことがありました。だとするといくら血糖値を下げても病気Ⓐの合併症は防げそうにありません。血糖値のコントロールがうまくいっていた人たちはそもそも病気Ⓐが軽症だったのかもしれません。

これと似た例として血液中の中性脂肪が挙げられます。検診などでコレステロール値などとともに測定されることが多いですが、コレステロールとは異なり中性脂肪を下げる薬を使っても、心臓病を防げるというエビデンスはいまだ存在しないのです。

2つのエビデンス、DCCTとUKPDS!

ここまでくると当然のことながらエビデンスをうちたてよう、という機運になりました。この場合に求められるエビデンスには次のような条件が必要になります。まず、研究を計画（デザイン）してから観察を開始するということです。過去のデータを引っ張りだすのではありません。次に、比較する2つの群（グループ）に分けるということです。さらに被験者（患者さん）がどちらのグループに属するかはランダムに（くじ引きのように）決められるということです。そしてある程度の規模の人数も必要です。これらの条件をそろえたものを大規模前向き無作為比較試験といいます。糖尿病でようやくこのような研究ができる環境になった背景にはインスリンの改良や内服治療薬の開発、さらにはＨｂＡ１ｃの登場で血糖コントロールの状態をより厳密に評価できるようになったことが挙げられます。

そしてついに発表されたのがアメリカの「DCCT」[1]という名前で知られている大規模試験でした。対象になったのは1型糖尿病の患者1449人です。1型糖尿病ですので全員インスリン治療を受けています。やや緩い治療のグループ（従来療法群）と厳しく血糖値を下げる治療を行ったグループ（強化療法群）の2つに分けて追跡を行いました。すると3年目あたりから網膜症の発生率が強化療法群のほうが低くなるという差が出始め、8年間の追跡でその差はどんどん開く一方となったのです。「1型」糖尿病で、「網膜症」の発生を見たという限定はありますが、血糖値を下げる治療により慢性合併症が防げるという初めてのエビデンスを人類は手にしたのです。発表されたのは1993年です。

次の大きなエビデンスは、イギリスの「UKPDS」[2]です。2型糖尿病をもつ人4209人を対象に従来療法群と強化療法群の2つのグループに分けて追跡を行いました。治療にはインスリンだけでなくSU剤とビグアナイドの2種類の内服薬も使われました。結果として、糖尿病特有の慢性合併症（細小血管症）である腎症、網膜症、神経症の発症抑制について2群間ではっきりとした差が出ました。発表されたのは1998

年です。2型糖尿病の治療のエビデンスは実は今世紀直前までなかったことのほうが今となっては驚きですね。ちなみにこの年に私は大学を卒業して医師になりました。研修医になったばかりでまだ何もできずもどかしい毎日を過ごしていましたが、糖尿病の講演会で糖尿病学会理事長で東京大学の門脇《かどわき》孝《たかし》先生がこのUKPDSの解説をされていました。会場はやや緊張と興奮の入り交じった雰囲気だったのを覚えています。ところが私は自分が担当した病棟の担当患者さんへの対応で頭がいっぱいで、糖尿病の大規模試験の重要性などまったく分かっていませんでした。

血糖値は下げればいいというわけではない？

血糖値を下げれば糖尿病三大合併症の予防に効果があることはアメリカとイギリスの研究チームによって証明されました。しかし、まだ不十分です。実はUKPDSでは三大合併症（細小血管症）については効果が証明されましたが、心筋梗塞などの大血管症のエビデンスは惜しいところで証明できませんでした。欧米では動脈硬化を背景とする

「大血管症」が日本よりも多く、死因でも高い割合を示しています。

糖尿病によって大血管症が増えることはほぼ確定的でした。大血管症を減らすことは大きな課題です。そのためになんとか結果を出したいとの思いで、アメリカは再び大規模試験に挑戦しました。それがACCORD（アコード）試験です[3]。手法はUKPDSとほぼ同様ですが、糖尿病の治療をもっと厳しくしたグループを設定しました。

ただ、この試験では大きな問題が発生しました。試験を開始して2年ほどで糖尿病をより厳しく治療しているグループの死亡者数が多くなってしまったのです。これでは倫理的な問題があるとのことで、そこで試験は中止になってしまいました。死亡者が数多く出たことについて、その根拠の確証は得られませんでしたが、低血糖が増えたことが推定されています。厳しい治療をするグループはインスリンやSU剤などの低血糖を起こしやすい治療薬をより積極的に使い、しかもHbA1cの目標が6・0％以下に設定されていました。このため、治療薬によって急激に低血糖となり、それが原因となって亡くなったと考えられています。ちなみに前後して行われたほかの同様の試験でもやはり同じような結果となっています。低血糖は昏睡など直接的な症状とは別に、不整脈や心筋梗塞を誘発しやすいといわれています。この大規模試験の「事件」から、現在ではただ血糖値を下げればいいというわけではなく、低血糖を起こさないように治療するのが大切だと考えられるようになりました。このほかにも、インスリンやSU剤治療では体重が増えやすいことにも注意を払うべきだとされています。

ただ、21世紀に入り、この2つの課題を解決する可能性がある治療薬が登場しました。インクレチン関連薬とSGLT－2（エスジーエルティー2）阻害薬です。この薬は糖尿病の治療において画期的な変化をもたらしました。詳細は第4章で説明します。

紀元前から続く糖尿病の歴史のなかで、大きな発見や常識の転換がいくつもありました。尿に糖が多いことをきっかけに血糖値が高いことが分かり、膵臓がないと糖尿病になってしまうこと、さらにそこを起点に苦労してインスリンを発見し、急性合併症で命を落とすことがなくなっても慢性合併症の危険があることが明らかになりました。血糖値を下げる治療のエビデンスが確立されたのも、つい30年前のことです。糖尿病の研究、治療の開発は今もなお続いていて、私たちはこの長い物語の中にいるのです。

第3章

糖尿病は増えているの？減っているの？

——糖尿病の現状

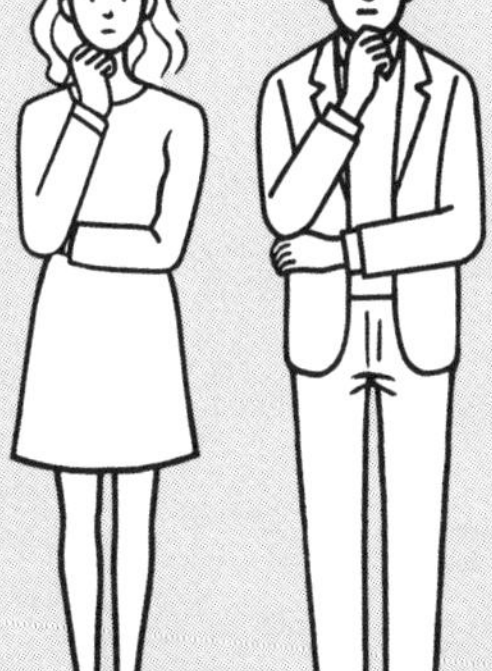

世界的に糖尿病は増えている

糖尿病はここ20年の間でも世界的に増え続けています。かつてはアメリカや日本といった先進国のぜいたく病と思われていた常識もここ数年では打ち砕かれています。

ＩＤＦ（国際糖尿病連合）が公表しているデータ[1]を見ると、２０００年の時点の20歳以上の糖尿病をもつ人は１億５１００万人でした。２０１０年までの10年でそれが２億８５００万人となり、倍近く増えています。さらに２０１５年では２・７倍、そして最新の２０２１年では３・５倍と着実に増えています（有病率は10・６％）。

これらの数字はＷＨＯ（世界保健機関）の発表しているもの[2]とほぼ一致しています。さらに現在の推計では２０４５年には５倍超になるとされています。直近の20年では、世界の人口の増加が１・３倍なのに対して糖尿病をもつ人の数は３・５倍の増加ですから、いかに速く増え続けているかが分かります。

地域で見ると、現在はアフリカ、中東から南アジア、南アメリカで目立って増加しています。

これは食料事情および衛生環境が改善され、近代化によって運動の機会が減ったことなどが、糖尿病増加の背景にあることが推定できます。一方、アフリカ地域では医療設備が整っていないことが糖尿病患者を増加させる原因となっています。アフリカ地域では検査施設・設備や人材の不足、検査施設へのアクセスの悪さ、糖尿病に関わる認識不足などにより、糖尿病検査が十分に行われていないとWHOは指摘しています。このことにより、アフリカ地域の糖尿病をもつ人が現在の2400万人から、2045年までに2・3倍の5500万人になると予測されています[1]。

日本でも増加しているが……

日本でも増加はしています。厚生労働省の開示している推計値を見てみましょう[3]。1997年の「糖尿病が強く疑われる者」は約690万人でしたがその後増え続け、2016年には1000万人となりました。また「糖尿病の可能性を否定できない者」

「糖尿病が強く疑われる者」および
「糖尿病の可能性が否定できない者」の推計人数の年次推移

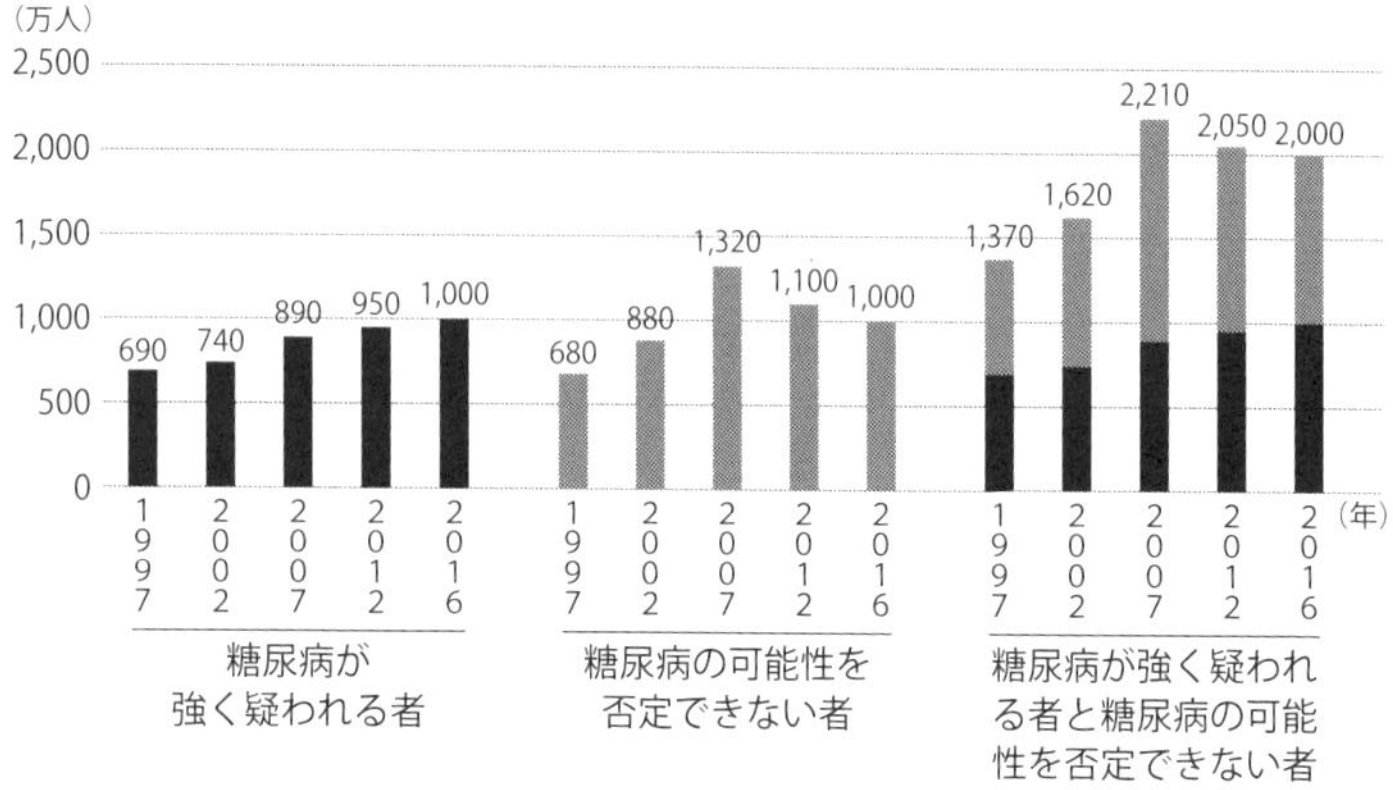

出典：厚生労働省「平成30年版 厚生労働白書」

は１９９７年には６８０万人でしたが、２０１６年では１０００万人とされています。ちなみに「糖尿病の可能性を否定できない」とは糖尿病には至っていないけれど、血糖値を下げる力が弱っている状態に相当します。これは境界型糖尿病とほぼ同義です。将来的に糖尿病に移行する可能性が高い状態ともいえます。「糖尿病が強く疑われる者」と「糖尿病の可能性が否定できない者」を合わせると２０００万人になります。国民の約17％です。もはや「国民病」です。

増える一方の話ばかりかと思いきや実は

「糖尿病が強く疑われる者」
の割合の年次推移
（2009～2019）

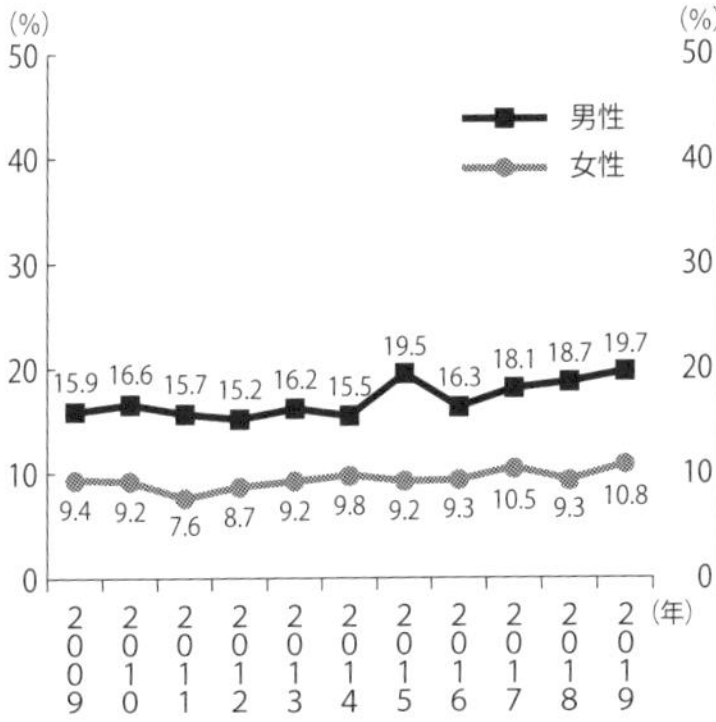

年齢調整した「糖尿病が強く疑われる者」
の割合の年次推移（20歳以上）
（2009～2019）

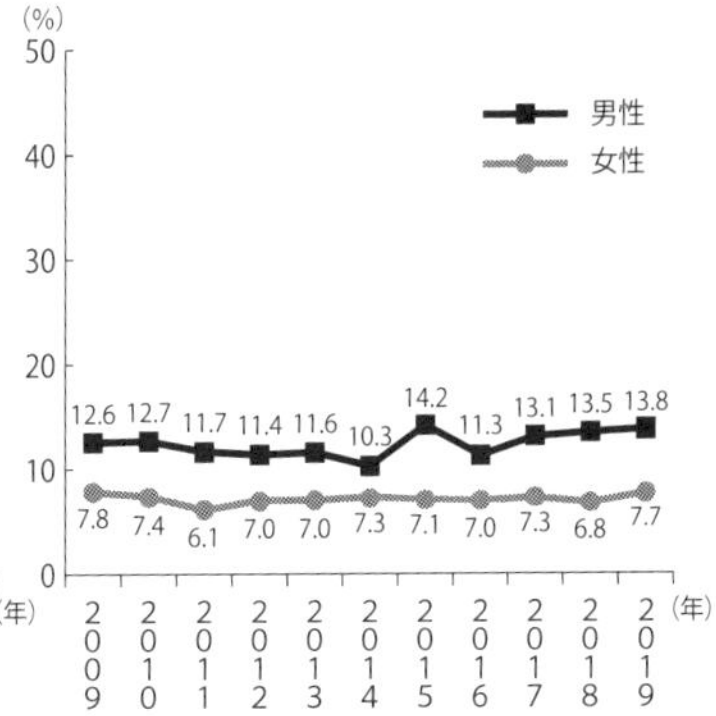

出典：厚生労働省「令和元年国民健康・栄養調査」

その傾向に変化は起きています。「糖尿病の可能性を否定できない者」は２００７年の１３２０万人をピークに減少に転じているのです。２００７年までのデータから推計した将来予測値より２０１２年までのデータから推計した将来予測値が下がってきているとの記述もあります。つまり見込みをより少なく修正できそうということです。糖尿病にこれからなりそうな人の数が減っているというのは明るい材料といってもいいです。

　右ページ上のグラフの数は「推計」ですが、これとは別に調査で得られた人数の範囲内での有病率の推移も公表されています。全人口に換算・推計したものでなく実際のデータです（厚生労働省「令和元年国民健康・栄養調査」）。糖尿病が強く疑われる人の割合は2009年から2019年までの10年間で男女ともやや増えています（男性：15・9→19・7％、女性：9・4→10・8％）。

しかし、興味深いのは年齢の影響です。統計データを解析する際には、注目したい要素の影響を除外して評価することができます。これを「調整」と言ったりします。糖尿病の有病率を年齢で調整してみると、10年間でほとんど変わっていません（男性：12・6→13・8％、女性：7・8→7・7％）。つまり右記の期間では我が国の糖尿病の有病率の上昇は高齢化というダイナミックな人口動態で説明できる可能性が高いのです。糖尿病は加齢とともに発症しやすくなります。世界的な傾向として経済発展による生活習慣の変化が糖尿病有病率の増加の原因として考えられると述べました。しかし我が国はそのようなステージはほぼ終わっており、高齢化の影響を考慮しての今後の対策を考える時期に来ているのかもしれません。実際、先ほどのＩＤＦのデータでも東・東南アジアでも糖尿病は増えていますが年齢調整後の糖尿病の有病率の増加率は日本は東アジアでは最も低くなっています。日本はアジアでは最も早く近代化を成し遂げました。

大きな戦争を経て法を遵守する民主主義の政治形態もつくり上げました。高齢化も他の国々に先んじて進んでいます。例えば中国や韓国も高齢化に向かいつつあるようですが、「糖尿病先進国」としての日本の取り組みは他の国にとって参考になるかもしれません。

糖尿病と寿命

糖尿病がある人の平均寿命は一般的な平均寿命より短いと言われることがあります。果たしてどうでしょうか。10年ごとのアンケート調査によると[4]、1971年から1980年では糖尿病を有する人の平均死亡時年齢は男性で63・1歳、女性では64・9歳でした。その後の報告では徐々に伸び続け、2011年から2020年ではそれぞれ74・4歳と77・4歳になりました。ちなみにこの時期にほぼ一致する2015年の日本人の平均寿命は男女それぞれ80・7歳と86・9歳になっています。一般的にはこの2つの比較で糖尿病をもつ人のほうが寿命が短い、と言われてしまっているようです。例えば、先ほどの2015年との比較では糖尿病をもつ人の平均死亡年齢は男性が74・4歳で、

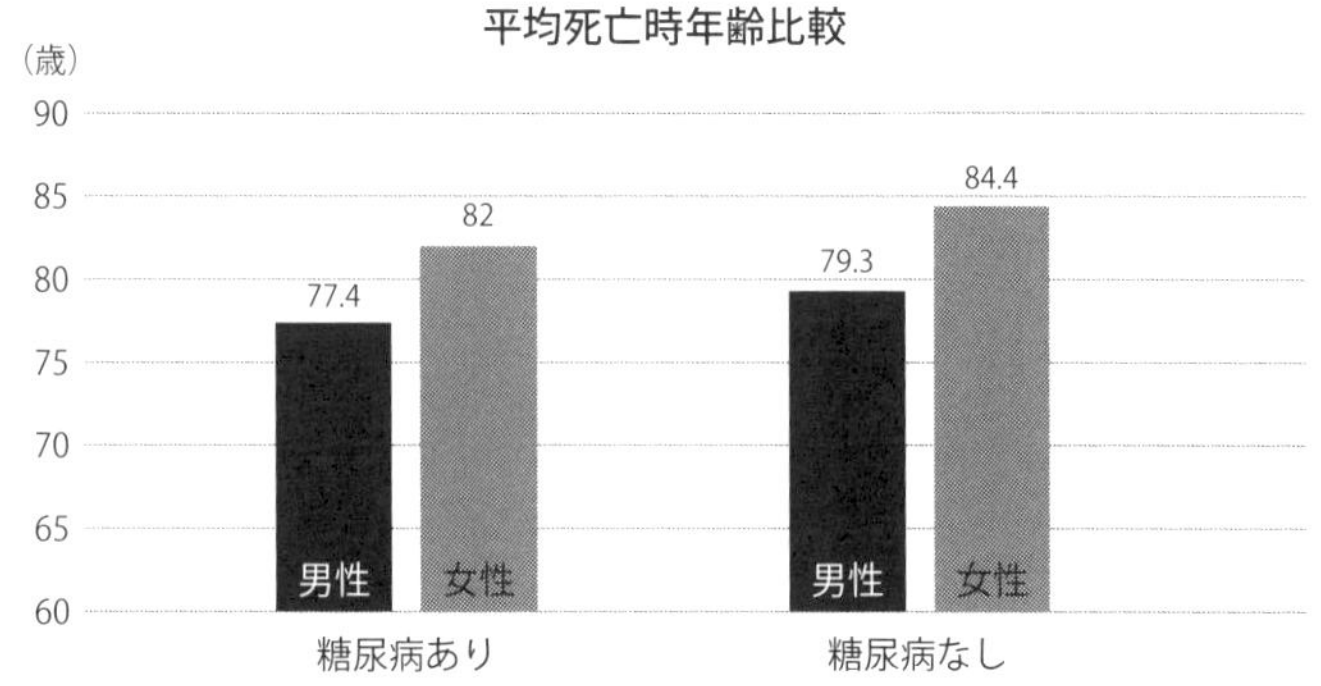

出典：Nishioka Y（2022）「The age of death in Japanese patients with type 1 and 2 diabetes」J Diabetes Investig 13(18):P1316-1320

日本人男性の平均寿命は80・7歳ですので「糖尿病をもつ男性は寿命が6年短い」となってしまいます。さて、ここで注意すべき点があります。今述べた比較の対象は糖尿病をもつ人の「平均死亡年齢」と日本人一般の「平均寿命」です。平均寿命とは0歳の人が平均であと何年生きられるかを予測した「平均余命」になります。平均余命とは各年齢のときにあと何年すると死亡するのか、を表した数字です。その時点での平均死亡時年齢ではありません。ですから、「糖尿病をもつ人の平均寿命」とした場合、0歳児の糖尿病をもつ人（乳児の糖尿病？）の平均余命でなければいけません。もちろんこのデータは存在しません。その代わりに糖尿病をもつ人の平均死亡時年齢を使って比較してしまうことはフェアではないはずです。しかもここで得られた糖尿病をもつ人の死亡時年齢は比較的中規模以上の病院からのアンケートの回答が多いことが指摘されています。致死的な重い病気をもった患者さんが比率として多く含まれている可能性が高いのです。

ちなみにもし、この平均死亡時年齢と平均寿命を比較（フェアではありませんが）したとしてもその差は縮まってきています。１９７５年からの40年間で日本人の平均寿命は男性で９・０歳、女性で10・１年延びていますが、糖尿病をもつ人の平均死亡時年齢はそれぞれ11・３歳、12・５歳とより延びが大きくなっているのです。

実際に糖尿病をもつ人ともたない人の平均死亡時年齢を比較した報告があります（右ページのグラフ参照）[5]。こちらは同じものを比較している点で興味深いです。解析の対象となったのは保険診療の膨大なデータで２０１３年から５年間のものです。これによると男性では糖尿病をもつ人ともたない人の平均死亡年齢の差は１・９歳で、女性ではその差は２・４歳でした。

平均余命についての報告もあります[6]が、これによると糖尿病をもつ人の40歳時の平均余命は男女それぞれ39・2歳、43・6歳となっています。一方で同時期の日本人の40歳の平均余命は男女それぞれ39・0歳、45・5歳となっています(40歳にこれらの年齢を足すと現在の平均寿命とほぼ一致しますね)。これを見ると糖尿病があっても40歳の平均余命は現在では日本人全体の平均とほとんど同じであることが分かります。

これらのデータに示された数値は一般的に知られているイメージとは随分と違うものかもしれません。

糖尿病では虚血性心疾患の発症率が2〜3倍

虚血性心疾患とは心臓の筋肉(心筋)に血流を送る冠動脈が狭くなったり閉塞したりすることで起きる疾患で、狭心症や心筋梗塞と同義です。

糖尿病をもつ人は虚血性心疾患を発症する危険性が約3倍高くなるといわれています。

また、糖尿病患者の約9人に1人が、虚血性心疾患が原因で亡くなっているとされてい

耐糖能レベル別にみた心血管病発症率

久山町第３集団2421人、40-79歳、1988-2002年、年齢調整

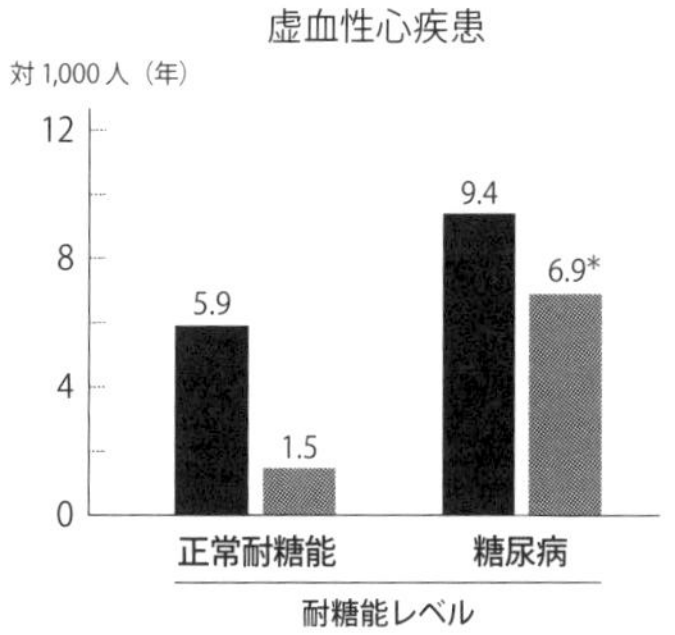

■ 男性　▒ 女性　*p＜0.06 vs. 正常耐糖能群
正常耐糖能：男性（805）、女性（923）　糖尿病：男性（158）、女性（134）
Doi Y, et al. Stroke 41: 203-209, 2010
出典：九州大学「久山町研究」を参考に作成

ました。

私が研修医のとき、お世話になった循環器内科の指導医が糖尿病をなんとかしてくれないと困る、と嘆いていたのをよく覚えています。

これを裏付けるデータに「久山町研究」があります。福岡県久山町の住民を対象に、長期間続けた糖尿病に関する調査です。住民の協力のおかげで高い継続率が達成され、多くの検査データが得られました。

まず虚血性心疾患の発症リスクは、糖尿病がある場合にはおおむね2～3倍の上昇となり、さらにＨｂＡ１ｃが高いほ

ど虚血性心疾患のリスクも比例的に高くなることが分かりました[7]。

ちなみにこの研究では、ある時点（２００２年）での糖尿病をもつ人の虚血性心疾患の有病率（横断調査）についても、同時期の国民栄養調査などの結果とほぼ同じであることが確認されています[8]。

欧米においても、虚血性心疾患の死亡の危険度は、糖尿病がある場合はない場合と比べて２～４倍多いとされています[9]。

そもそも海外では虚血性心疾患は日本よりもずっと多く、例えば、２０２０年に発表されたＷＨＯの報告では、２０００～２０１９年の世界の死因の第１位はやはり虚血性心疾患となっています[10]。アメリカでも虚血性心疾患を含めた心疾患が死亡原因の第1位であり続けていますし[11]、糖尿病による発症率も3倍程度です。つまり糖尿病で虚血性心疾患が増えるという事実は、日本以上に深刻な影響をもたらしているのです。

日本では死亡原因の第1位は悪性新生物、つまりがんで、第2位は心疾患※です[12]。ちなみにここでいう「心疾患」は、正確には「高血圧性以外」の心疾患ですが、これには虚血性心疾患やそのほかの心疾患も含みます。

※「虚血性心疾患」と「心疾患」は必ずしも同一ではありません。字のごとく「虚血性心疾患」は「心疾患」の一部ですが統計の取り方によって分け方は異なっています。

日本では糖尿病患者の虚血性心疾患による死亡は減っている

虚血性心疾患は、糖尿病の合併症の中でも致死的になる可能性の高い疾患です。死ななくとも、心機能が低下するなどの後遺症が残ることが多いです。

1971年からの10年ごとに糖尿病をもつ人の死亡原因を調べた調査を見ると[4]、虚血性心疾患による死亡の比率は1981～1990年の10年間で14・8%とやや上昇しました。ところが1991～2000年で10・2%まで低下し、2001～2010年においては4・8%、そして最新の2011年～2020年では3・5%まで低下しました。

ちなみに日本人全体では、虚血性心疾患による死亡の比率は6～7%程度です。

以前は糖尿病があると虚血性心疾患による死亡の比率が高かったのですが、最近では低下傾向となり、この調査を見ると日本人全体よりも死亡原因の比率としては少なくなっていることが分かります。

理由についてはあくまでも推測の域を出ませんが、一因としては虚血性心疾患に対する治療法の進歩が間違いなく関係していると考えられます。また糖尿病で通院すると心疾患の予防治療を早く受けることができ、糖尿病のない人よりも恩恵を受けられている可能性もあります。現在では糖尿病の人の死亡原因の第1位は悪性新生物（がん）で、38・7％を占めています。がんは糖尿病にかかっていなくてもかかる病気です。糖尿病のあるなしでは死亡原因に違いがなくなっているのです。

足病変は減っている？

糖尿病で有名な合併症は足病変です。

先進国の糖尿病をもつ人での足潰瘍《かいよう》の発症率は年間2％程度とされています。潰瘍とは皮膚の表面が炎症を起こしてくずれ、できた傷が深くえぐれた状態をいいます。また、糖尿病をもつ人全体の年間約0・5％が下肢切断に至るとされています[13、14]。この数字だけを見ると多く感じるかもしれませんが、これは私個人のこれまでの診療経験からも見ても、「本当にそんなにいるのだろうか」と疑問を抱くほど多く感じます。

実際、日本での実態は福岡県で糖尿病をもつ人を約5年にわたり追跡調査した研究（福岡糖尿病患者データベース）の結果からひもとけます[15]。

この追跡調査を見ると、足の潰瘍は1年間に糖尿病をもつ人の0・29％で発症しました。また足の切断にまで至ったのは年間0・05％でした。これとほぼ同時期の国民栄養調査でも糖尿病をもつ人の足潰瘍の有病率は年間0・7％とされています。欧米のデータと比較すると約10分の1の頻度になっています。この欧米との差の要因については諸説ありますが、日本は高温多湿で足が蒸れやすい一方で屋内では靴を脱ぐこと、日本人は元来、清潔好きで欧米人に比べると入浴やシャワー浴を頻回に行っていることなども関係していると思われます。そのほか、足の動脈が詰まったり、狭くなったりする動脈硬化性病変が欧米より少ないことも影響している可能性があります。これとは別に人種によっては性差も報告されており、足の切断にまで至るのは白人の男性に多い傾向が指摘されています。

欧米では足の切断の件数が減ってきています。やや古いデータですが、アメリカでは糖尿病をもつ人1万人あたりの足の切断件数が1995年では70件で、2010年には28件にまで減っています[16]。足の潰瘍についてはいくつかの報告がありますがいずれも減少傾向にあるとしています。

一方で日本における足病変の変遷は、残念ながら現状ではそれを示す大きな規模のデータがありません。参考程度ではありますが、厚生労働省が公表しているレセプトデータの件数があるので、こちらで検証ができます。レセプトとは、医療行為により医療機関などが国や医療保険者に行う診療報酬請求のことです。

レセプトデータでは下肢の切断に関連する手術の項目をいくつか見ることができますが、ここ8年では大きな変化がないようです。ただし、レセプト上での手術の名称や診療報酬の請求の仕方が時々変更になっているので、完全な追跡は難しいです。そのほか、ここには糖尿病をもつ人以外での切断のケースも含まれています。

これは個人的な推測の域を出ませんが、糖尿病をもつ人の切断は減り、糖尿病がない場合での切断が増えているということは、可能性としてはあるかもしれません。糖尿病以外にも透析患者や心臓や血管の病気をもっている場合も下肢切断のリスクは高くなります。透析を受けている人や心不全の治療を受けている患者が増えていることは考慮すべきことではないかと思います。

腎症の現状……糖尿病は透析導入原因の第1位

現在多くの人が関心を寄せているのが透析です。透析を必要とするような状態とは、腎臓の機能が低下し、腎不全が進行してしまったため、透析なしでは生命に関わるようになる状況を指します。慢性的な経過でいったん腎不全になると、腎臓の機能を回復させることは難しく、生涯にわたって透析を続けていくことになります。

透析（療法）とは、機能が低下してしまった腎臓の代わりに人工腎臓装置を使う治療のことです。腎臓の代わりになるため「腎代替療法」ともいいます。

透析には2つの方法があります。一つは体外にいったん血液を出し、透析装置を通し、そのあと体内に血液を戻す体外循環の方法（血液透析）です。もう一つは、おなかの中に入れた透析液を入れ替える腹膜療法です。90％以上の患者が体外循環による透析を使用しており、腹膜透析を始めても数年間しか使えず多くの場合、その後は体外循環の方式に移行します。

透析に関する疫学データは日本透析医学会により毎年発表されており、我が国の腎臓疾患治療の貴重な統計データの一つです。この統計調査は全国すべての透析施設を対象に実施され、調査回答回収率が98％と、ほぼ全数調査が達成できている世界的にもまれなものとなっています[17]。

現在、新規に透析を始める原因疾患の第1位は糖尿病です。かつては免疫の異常による慢性的な腎臓病「慢性糸球体腎炎」が1位でしたが、糖尿病の増加とともに糖尿病性腎症による透析導入者数も増加を続けました。そしてついには、1998年に慢性糸球体腎炎を抜いて1位となりました。

慢性糸球体腎炎による透析が減っている要因として、この疾患に対する治療法が進歩していることが考えられます。全新規透析の全体の患者数は増加しており、糖尿病性腎症による透析導入者数自体も増えているのは明らかです。

糖尿病による新規透析導入の最近の傾向

1998年に糖尿病性腎症が新規透析導入全体の約35・7%で第1位となり、2009年には44・5%になりました。

しかしこれをピークに比率は横ばいから微減傾向であり、2022年12月時点では38・7%となっています。

糖尿病以外の原因を含めて、透析を受けている人の数も直近5年は横ばいが続いています。糖尿病が透析導入の原因の比率としてわずかに低下しているのに対し、透析を受けている人の総数は増えていないにしても横ばいとなれば、ほかのなんらかの原因が増えているのではないかと想像されます。その原因疾患として指摘されているのが「腎硬化症」です。

慢性透析患者数（1968-2022年）と
有病率（人口100万対比、1983-2022年）の推移

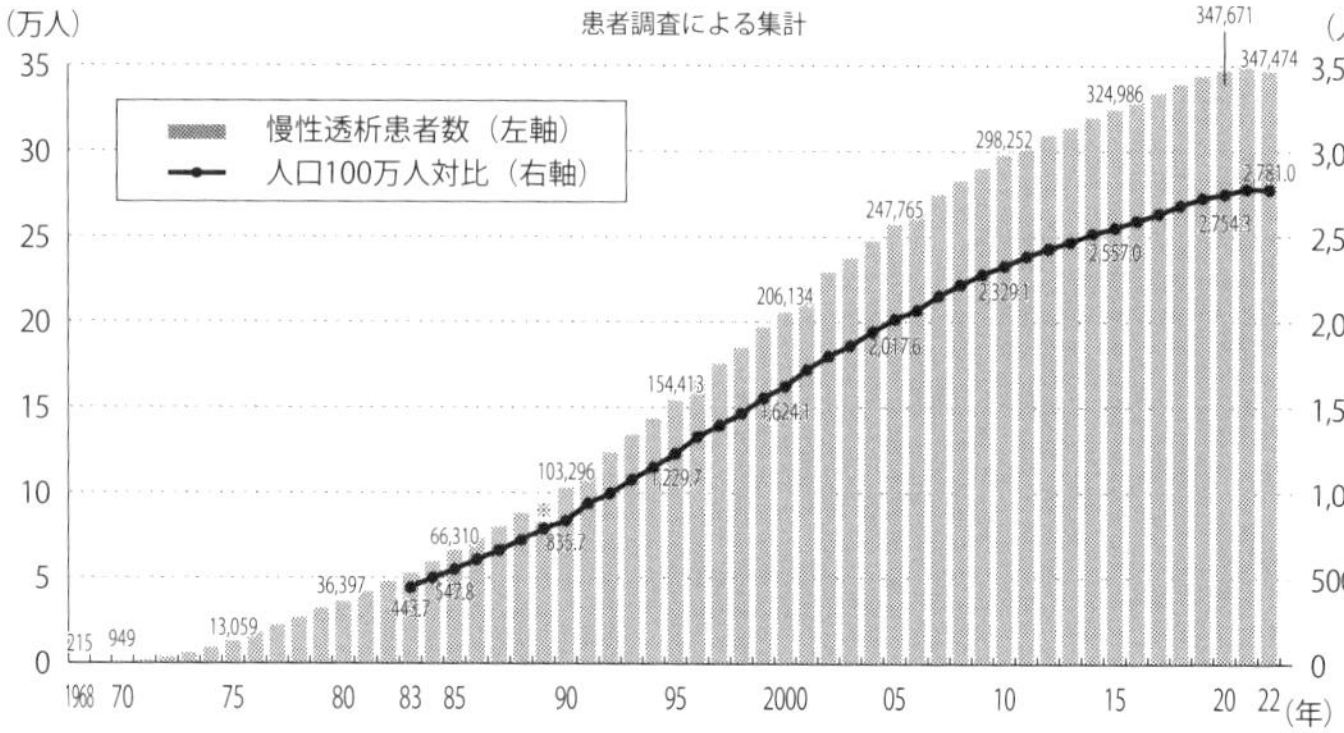

※1989年度末の患者数の減少は、当該年度にアンケート回収率が86%と例外的に低かったことによる見かけ上の影響である。人口100万対比は回収率86%で補正

新規透析導入患者　原疾患割合の推移（1983-2022年）

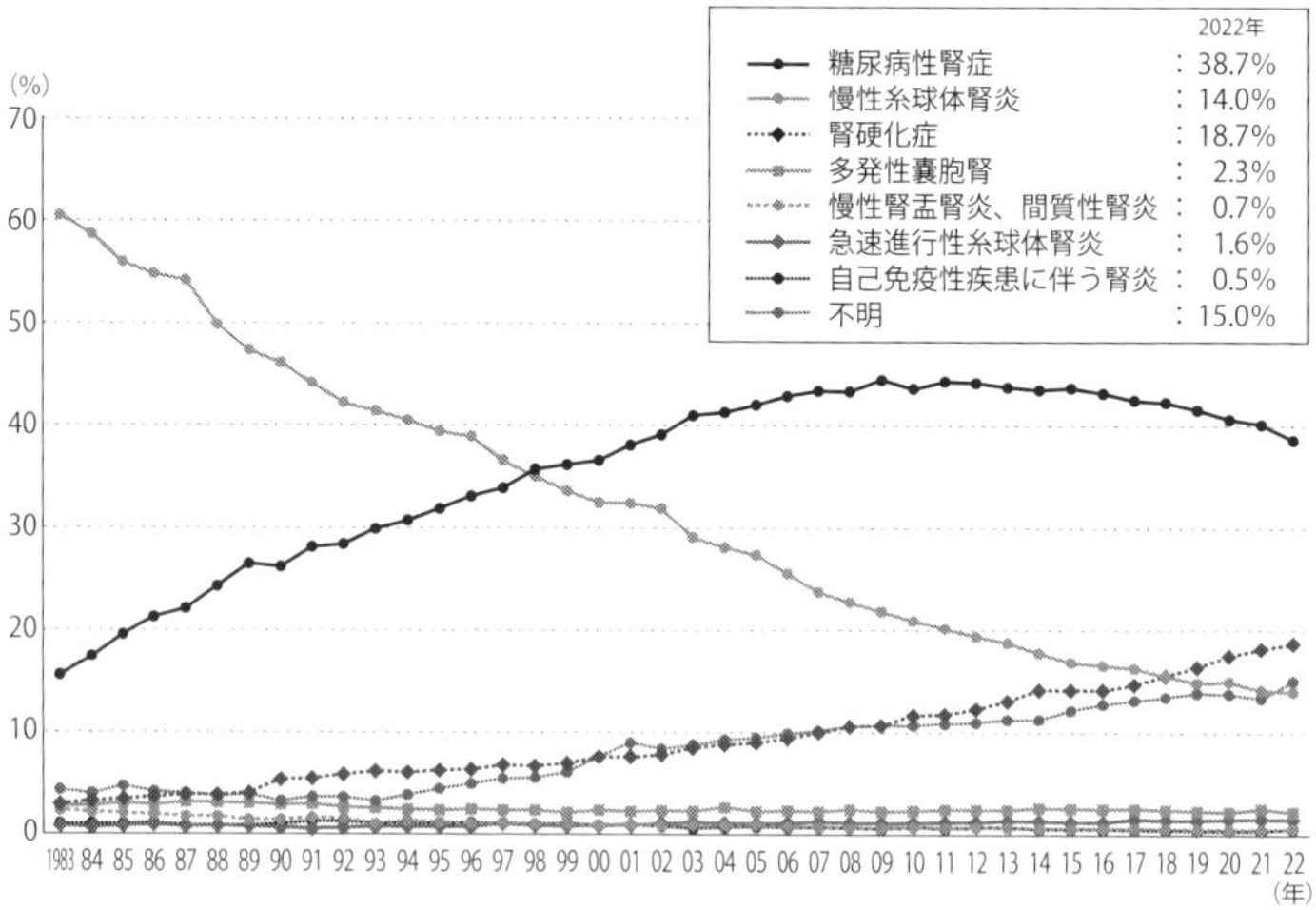

出典：一般社団法人日本透析医学会「わが国の慢性透析療法の現況（2022年12月31日現在）」（上下グラフとも）

高齢化と腎不全

慢性的な経過をたどる腎硬化症はかつて「良性腎硬化症」とも呼ばれていました。主に高血圧が原因でゆっくりと腎機能が低下していくとされています。腎機能低下の進行が遅いので、かつては透析導入の原因としてはあまり注目されておらず、「良性」とつけられるほど軽く見られていました。また、腎硬化症という病名は、除外診断として使われてきました。除外診断とは、簡単にいうとほかの疾患の可能性が少ないので消去法で最後に残ったものです。腎硬化症は高血圧が背景となる場合が多いのですが、実は加齢による影響もあります。腎臓は加齢とともに徐々に機能が低下します。これはほかの多くの臓器にもおおむね見られる現象です。機能が低下する、というとネガティブに感じてしまうかもしれませんが、これを加齢の影響が大きいものとすれば病気や疾患といえるものなのか疑問に感じてしまいます。

併存疾患として高血圧などがあったかもしれませんが、人としての寿命が尽きる（心臓が停止する）より前に腎臓が先に機能が低下してしまう場合にも透析が必要になります。このようなケースは腎硬化症としてカウントされます。まさに高齢化社会だからこそ増えている現象です。慢性糸球体腎炎が減り、糖尿病による腎臓病も今後減ることになると最後に残るのが加齢や高血圧を背景としたもの＝腎硬化症となります。

糖尿病性腎症？　それとも腎硬化症？

糖尿病による腎臓の合併症を糖尿病性腎症といいます。糖尿病性腎症の典型的な経過はまず尿タンパクが出現し、その後に腎機能が低下し始めるというものです。また、尿タンパクはその量も重要です。糖尿病性腎症は進行すると尿タンパクの量が増えてくるからです。ところが近年、この過程とは異なる経過の糖尿病性腎症が増えてきました。糖尿病はあるのですが、尿タンパクがないのに腎機能が低下し始めるケースです。尿タンパクがある場合に比べると腎機能が低下するスピードはゆっくりなのですが、やはり長い期間を経れば透析が必要になることもあります。高齢化によって、寿命よりも腎臓のほうが先にもたなくなることで増えてきている腎硬化症のような現象です。この「非典型的」な糖尿病性腎症が増えた原因はいろいろ考えられます。例えば一部の降圧剤（高血圧の薬）の影響です。この降圧剤は尿タンパクを減らすことが知られ、糖尿病の合併症、特に糖尿病性腎症に対してはその進展を予防する効果があることも実証された[18]ため、約30年前から積極的に使われるようになりました。現在では広く普及しており、今になってその降圧薬の効果があらわれてきているのかもしれません。

さらに、腎硬化症の要素が混在してきている可能性です。腎硬化症は典型的な糖尿病性腎症に比べて尿タンパクの量が少ない傾向にあります。ですから「非典型的な糖尿病性腎症」ではなく、そもそも糖尿病性腎症でもない、むしろ糖尿病を併存する腎硬化症なのではないかといった議論にもなります。結局、両者が混在していることはあってもあえてどちらかに区別できないし、区別する必要もないというのが現在の考え方です。

そこで、最近になり新しい概念が提唱されました。「糖尿病性（あるいは関連）腎臓病」です。あれ？　さっきと何が変わった？　と一瞬戸惑う人も多いと思います。よく見ると「腎症」が「腎臓病」に変わっただけなのです。これからは腎硬化症が混ざっていてもいいということにするために名前を変えたと理解してもらえばいいかもしれません。それだけ糖尿病をもつ人の慢性腎臓病（CKD）の状況が変わってきているということです。

糖尿病のうち、どのくらいが糖尿病性腎症を発症するのか？

タンパク質の主成分であるアルブミンが尿中に30㎎／gCr以上検出（微量アルブミン尿）された場合、早期の糖尿病性腎症と診断されます。

典型的な糖尿病性腎症で、正常基準値以下のアルブミン尿の場合は検尿異常なし（1期）→微量のアルブミン尿が検出される（2期）→タンパク尿（3期）→腎機能低下の始まり（4期）→透析が必要になる（5期）といった過程で進行していきます。

尿タンパクや微量アルブミン尿は、国内の2型糖尿病をもつ人（成人、透析を受けている人を除外）を調査したデータによると[19]、約30％の糖尿病をもつ人から検出されました。腎機能が低下する前の早期の糖尿病性腎症は糖尿病をもつ人のうち約30％いるということになります。

一方で、腎臓の働きが60％以下に低下している割合は約15％、30％以下では0・5％でした。ちなみに10％以下に低下すると透析が必要になってきます。非典型的糖尿病性腎症、つまり微量アルブミン尿やタンパク尿が見られずに腎臓の働きが低下しているのは、腎機能低下を60％以下とした場合、8・9％でした。糖尿病性腎症の判断材料を微量アルブミン尿以上の検尿所見または60％以下の腎臓の働きとした場合、単純計算で38・9％にもなります。つまり、糖尿病性腎症は全体の約40％もいることが分かりました。この数字を見て、糖尿病になれば4割近くが糖尿病性腎症にかかってしまうのではないかと不安になるかもしれません。しかし、糖尿病性腎症を発症してしまったとしても必要以上に怖がったり、不安になることはありません。現在の医学では腎機能の低下速度を遅らせる治療法が進歩しています。なるべく早い時期から治療を始めれば、長生きしながらも、腎臓の働きをなんとか維持することが可能になってきています。大切なのは、早期に尿検査でアルブミンやタンパクを測定して現状を知ることなのです。

かつて失明の原因の第1位は糖尿病だったが……

糖尿病性網膜症は進行すると視覚障害が生じ、失明に至ることもあります。日本でも糖尿病性網膜症で視力を失う人は多く、かつては失明の原因の第1位でした。1991年に厚生労働省が発表した「我が国における視覚障害の現況」では、成人の中途失明原因の第1位が糖尿病性網膜症でした。ところが2005年の報告では、視覚障害の主な原因の第1位は緑内障となり、糖尿病性網膜症は第2位でした。

2015年に行われた厚生労働省の全国調査では、視覚障害の原因の第1位は緑内障、第2位は網膜色素変性症で糖尿病性網膜症は第3位となっています。2019年の同様の調査では順位に変動はないものの、糖尿病性網膜症の比率は2ポイント減っています。

統計によっては「中途失明」や「視覚障害」という言い方をしており、対象の病態は必ずしも一致していませんが、糖尿病で視力を失う確率は減っているようです。これには眼科的治療法の進歩が大きく貢献していることが考えられます。

日本における中途失明の原因

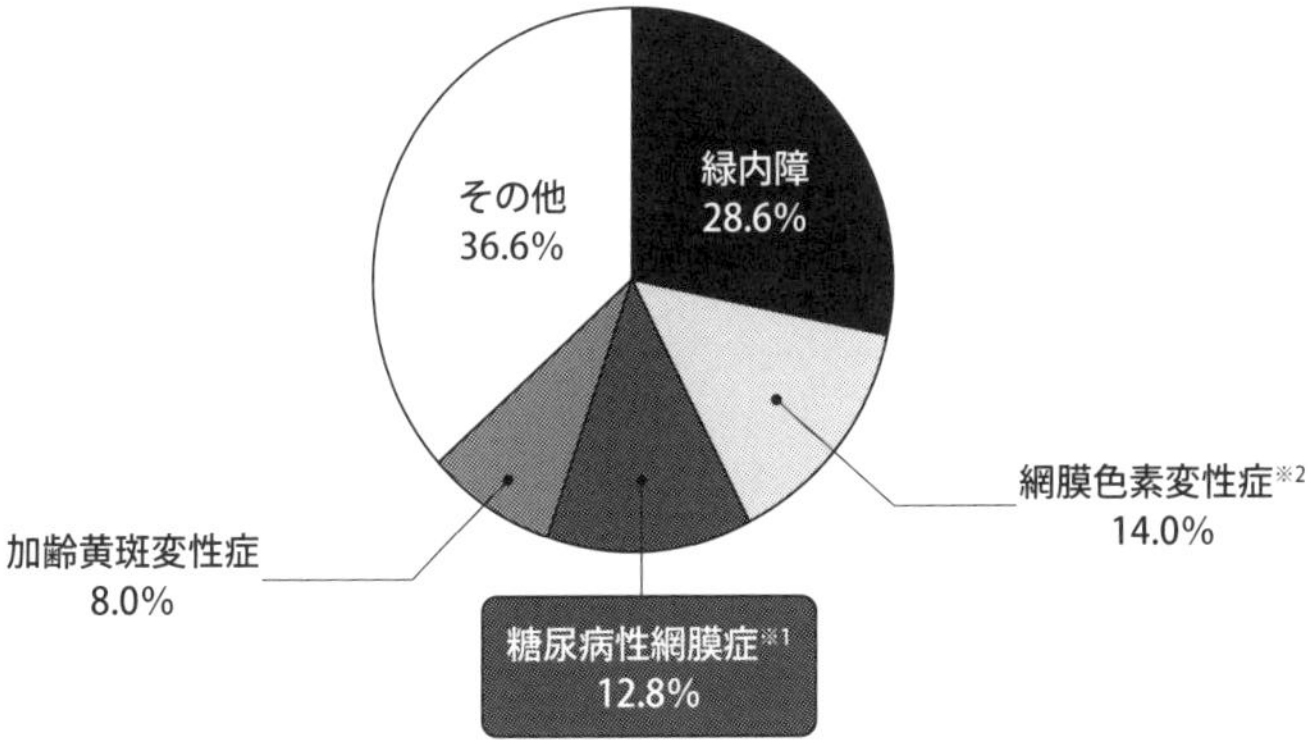

※1　糖尿病が原因。まずは糖尿病をきちんと治療することが大切。
※2　主に20 代から40代で発症する遺伝性の難病で、加齢とは直接関わりがない。

出典：岡山大学・白神史雄教授を中心とする厚生労働省研究班調べ（2015年度）、一部改変

糖尿病性網膜症があらわれるまでは、糖尿病を発症して数年から10年くらいかかることが分かっています[20]。

血糖コントロールをしっかりとすれば糖尿病性網膜症の発症を抑制することもできますし、発見が早ければ眼科的治療で進行を遅らせることは可能になってきています。糖尿病で失明する事態を避けるために、糖尿病になったら定期的に眼科を受診し、眼底検査を受けることが必要です。

適切な治療を受ければ、長生きできる

世界的に糖尿病は増え続けており、今後も増えることは見込まれています。ただし増加のスピードはその時点によって地域差があります。日本でも増え続けていますが、そのスピードは遅くなってきています。

さらに日本では、その増加の主な原因は高齢化であることが推定されています。一方、糖尿病をもつ人の寿命は推定では全人口の平均とそれほど変わらず、必ずしも、「糖尿病があると長生きできない」というものではなくなってきています。糖尿病があると虚血性心疾患を発症するリスクが約3倍高くなりますが、最近の日本では糖尿病をもつ人の死亡原因に占める虚血性心疾患の比率は減ってきています。

糖尿病をもつ人の死亡原因の第1位はがんですが、その順位は一般的な日本人における順位と同じです。死亡原因も糖尿病のあるなしで違いはないのです。足の潰瘍や切断も日本は海外諸国と比べて少ない傾向にあります。日本における足の潰瘍や切断の増減

傾向については不明ですが、外国では減少傾向が見られます。糖尿病による腎臓合併症は透析が必要になる原因の第1位ですが、その比率は減ってきています。透析導入の原因の比率で増えているのは、高血圧や加齢を背景とする腎硬化症です。

糖尿病の人の腎機能の低下原因が糖尿病のせいなのか、腎硬化症なのか区別がつかないケースが増えています。かつては視力を失う原因は糖尿病性網膜症が第1位でしたが、現在は第3位となっています。

これらは糖尿病をはじめとした医学の進歩によるものです。この章で紹介したデータから早期に受診し、適切な治療を受ければ糖尿病をもっていても長生きでき、かつ糖尿病をもっていない人と同じような人生が送れる希望も見えてきます。

第 4 章

糖尿病は遺伝が原因は本当なのか

——糖尿病の原因

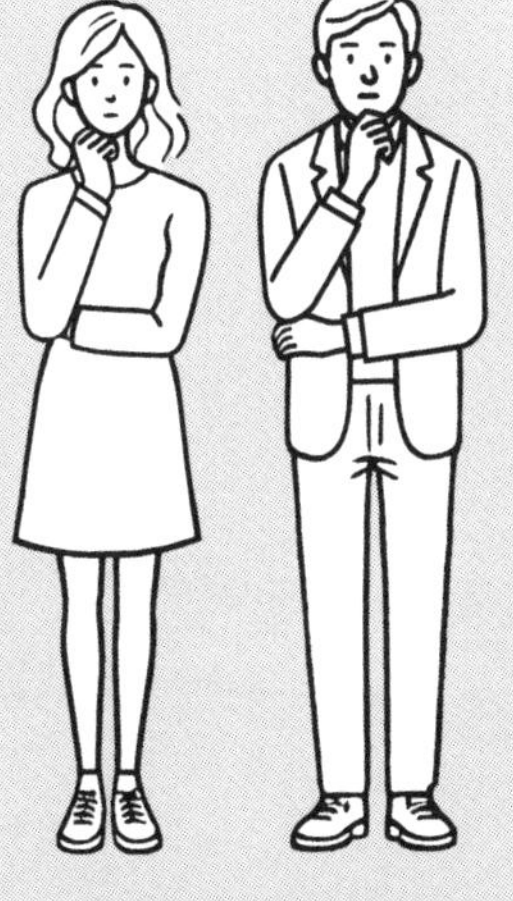

1型糖尿病の原因は自己免疫

糖尿病の発症の仕組みについてはまだまだ分かっていないところもありますが、何が原因でなるかを知っておくことは、病気を正しく理解するうえでとても重要です。発症する原因を正しく知ることは、「糖尿病は不摂生をしたからだ」「生活習慣が悪い人がなる自業自得の病気」といった誤ったイメージを覆すために必要なことなのです。

日本人では1型は糖尿病全体の5％以下といわれています。発症する頻度は欧米より少なく、2型に比べると圧倒的に発症するのがまれな疾患です。

糖尿病はインスリンの働きが悪くなることとインスリンの分泌が足りなくなることで発症する病気ですが、1型糖尿病は自己免疫の異常でインスリンの分泌が絶対的に不足して、発病します。

インスリンを分泌するのは膵臓のβ細胞です。インスリンの工場ともいうべきβ細胞が破壊されて発症するのですが、それを破壊してしまうのが自分の免疫です。

免疫にはリンパ球が活躍し、細菌やウイルスから自らを守る働きがあります。風邪やインフルエンザに感染しても免疫がウイルスを攻撃して体を守ってくれるのですが、この免疫がなんらかの原因で、そのシステムに異常を起こすと、自分の正常な細胞まで壊してしまうのです。これを自己免疫疾患といいます。

自己免疫疾患には膠原《こうげん》病やリウマチ、慢性糸球体腎炎など多くの疾患がありますが、1型糖尿病もこれらと同じ自己免疫の異常によって起きます。1型糖尿病は、生活習慣は関係なく、先天性の病気でもありません。年齢も関係ないため、若い時期に発症することもあります。

1型の場合は膵臓のβ細胞の大部分が破壊されてしまっているため、自分の体の中でまったくインスリンがつくれなくなってしまいます。

診断は血液検査で自己免疫を示唆するいくつかの抗体を検出して調べます。具体的には抗GAD抗体や抗IA-2抗体などがあります。

これらは、1型糖尿病の発症前より血中に出現することがあり、1型糖尿病の発症予測にも有用なマーカーと考えられています。

1型糖尿病の種類は発症のスピードによって大きく3つに分けられます。一つ目は最も多い「急性型」です。おおむね数カ月単位で発症および進行します。検診などで初めて血糖値やＨｂＡ1ｃが高いと指摘され、そのまま放置していたら半年くらいしてから急に痩せ始め発覚するというパターンです。

2つ目は「緩徐進行型」です。この場合には2型と区別がつきにくく、はじめは2型糖尿病として診断され、内服薬による治療を受けていることが多いです。2型糖尿病として治療を受けているのに、血糖値の下がりが悪い、あるいはどんどん高くなってしまうといったときに実は1型だったと発覚するパターンが多いです。

この場合はやはり血液検査で抗ＧＡＤ抗体や抗ＩＡ-2抗体、β細胞からのインスリンの分泌量を調べることで診断に至ります。緩徐進行型の場合、まだ血糖値がそれほど高くないときでもインスリン治療を早く開始することが推奨されています。

3つ目は「劇症型」です。これは数日という短期間でβ細胞が破壊されてしまい、症状も激しいことが多いです。短期間の急激な血糖値の上昇なので、ＨｂＡ1ｃがまだそれほど上がっていないことが多く、抗体検査をしても陰性の場合が少なくありません。

劇症型の場合、なんらかのウイルス感染の直後に起きることが多いです。このウイルス感染は特別なものではなく、風邪でも起こります。風邪のウイルスに感染した場合、熱や咳《せき》、鼻水が出るなどの症状が起きますが、通常は免疫が働き、数日経てば症状は落ち着きます。劇症型は本来、風邪のウイルスに対して働いていた自己免疫がβ細胞を破壊する自己免疫にスイッチが入って、1型糖尿病発症に至ってしまうのです。

1型と遺伝の関係

なぜ、自己免疫が自分のβ細胞を攻撃してしまうのかについては、よく分かっていません。遺伝的背景も考えられていますが、そこからさらに1型を発症するなんらかの自己免疫のスイッチが入ってしまうのがそもそもまれなのです。

たとえ遺伝的要因があったとしても、1型糖尿病の「発症」が同じ親族内に見られるということは極めてまれということになります。私もこれまで1型糖尿病をもつ人を多く見てきましたが、親族に1型糖尿病をもつ人がいるというケースを経験したことはほとんどありません。むしろ糖尿病が疑われる初診の人を診察する際に「親族に糖尿病をもつ人がいる」と聞くと1型の可能性は少ないかな、と考えるくらいです。

自分が1型糖尿病だから子どもに遺伝しないか心配、または家族に1型糖尿病がいるから自分も発症するのではないかと不安に感じる必要はありません。

1型糖尿病の女性には「自分の子どもも1型糖尿病になるのではないか」と心配して、妊娠出産を怖がってほしくはないと思っています。妊娠および出産のときの血糖コントロールは大切ですが、遺伝については神経質になる必要はありません。もちろん父親となる男性についても同様です。

1型糖尿病は「誰のせいでもない」というつらさ

1型の発症には遺伝の関与は少なく、生活習慣も関係していません。それでもいきなり糖尿病と診断され、1日何回もインスリン注射を打たなくてはならず、それが一生続くのは確かに「不公平」だと感じてしまうかもしれません。

例えるなら、普通に街を歩いていたのに空からコンクリートの破片が落ちてきてけがをするようなものです。建物の老朽化のせいかもしれませんし、不慮の事故は避けようがありません。人はなにかつらいことが起きるとそこになんらかの意味や背景、ストーリーを見いだそうとします。なにかのせいにしないと受け入れられないからです。1型の場合にはこれができないことがつらいところです。1型糖尿病にかかる確率は低いと言われてしまうと、かかってしまった自分はなんなのか、そんなに運が悪いのかと考えてしまうかもしれません。

現在でも多くの1型糖尿病をもつ人は病気をなんとか受け入れて毎日インスリンを打ち、血糖値を測っています。個人的には尊敬の念を抱いています。1型糖尿病をもちながら活躍している人はたくさんいますし、社会の理解がもっと進んで本人の心の負担が少しでも軽くなることを願っています。

2型糖尿病の原因は遺伝と生活習慣

2型糖尿病の主な原因は遺伝と生活習慣によるとされています。2型糖尿病に関しては、糖尿病になりやすい遺伝的体質をもつ人に食事、運動、そして加齢という生まれたあとの要因が組み合わさって発症します。

2型糖尿病だけではなく、多くの疾患で遺伝との関連が指摘されており、代表的なものでいうと高血圧、高脂血症、がんなどが挙げられます。

疾患の遺伝は単一遺伝によるものと多因子遺伝によるものの2種類があります。

まず、単一遺伝ですが、これは特定の遺伝子の異常によって起こる疾患のことをいいます。遺伝の情報は私たちの体を構成するすべての細胞に組み込まれており、4つの記号で表記できるDNAの組み合わせで構成されています。

遺伝の情報は多岐にわたり、髪の毛や目の色などのシンプルな要素から性格に関わるものまで存在します。しかし、ある特定の遺伝子の変化（変異）によって、病気が発症してしまいます。遺伝子は父親と母親の両方から受け継ぐものですが、単一遺伝疾患に関わる要素は、特定の遺伝子変異をもつかどうかだけで決まります。

単一遺伝子によって起こる疾患の例としては、特定の色を分別できない色覚障害があります。まれではありますが、糖尿病でも特定の遺伝子変異によるタイプが存在します。この場合は1型にも2型にも分類されず、単一遺伝子の異常による糖尿病と診断されます。

単一遺伝子による疾患は、遺伝子検査をすれば、今かかっている病気の診断だけでなく、今は発症していなくても将来的に発症する可能性がある病気を予知することもできます。

正確には「遺伝因子として遺伝子異常が同定されたもの」という分類になります。

次に多因子遺伝ですが、これはその名のとおり多くの遺伝子の組み合わせによって起こります。2型糖尿病はインスリンの相対的な不足によって発症しますが、それには多くの遺伝因子が関わっています。

インスリンは膵臓のβ細胞で合成、分泌され、他の臓器で効果を発揮しますが、この過程には星の数ほどの分子が関係しています。

脂肪を貯蔵して肥満傾向になることや、食事の嗜好《しこう》や行動も糖尿病の発症に関係しますが、これらに関する分子を合成するのにはそれぞれの遺伝情報が関わってきます。

遺伝子は親から引き継ぎますが、一卵性双生児を除いて個人間で違いが生じます。例えば父親か母親のいずれかが糖尿病だったとしても、必ずしも糖尿病になるというわけではありませんが、遺伝子の組み合わせで糖尿病になりやすい体質の子が生まれることがあるのです。糖尿病になりやすい遺伝子が少ない親からは糖尿病になりにくい体質の子が生まれやすくなります。

私たちは日頃から体質の遺伝というのは理解しています。例えば背の高い親から生まれた子どもは背が高い場合が多いですし、太り気味の親からは太りやすい子どもが生まれます。これらの例と同じように2型糖尿病も糖尿病を抱えた親からは糖尿病になりやすい子が生まれる可能性があるのです。

2型糖尿病発症の最大の危険因子は家族歴

症状がないけど糖尿病かもしれない、と心配して検診を受けるきっかけに「最近体重が増えてきた」という場合があります。また「親が糖尿病なので心配だ」と言って受診する人もいます。

この場合どちらのほうが実際に糖尿病である確率が高いでしょうか。これに関しては興味深い報告があります[1]。

ある医療機関で栄養指導を受けた443人を近親者に糖尿病をもつ人がいる（「家族歴」といいます）グループとそうでないグループに分けました。そしてそれぞれのグループで実際に糖尿病または糖尿病予備群（両者を合わせて耐糖能異常といいます）がどのくらいいるのかを比較検討しました。すると近親者に糖尿病がいる場合、男性では実際に80％の人に耐糖能異常が見られた一方で、近親者に糖尿病がいないグループでの耐糖能異常がある人は49・7％でした。

女性でも近親者に糖尿病があるグループでは74・2％であるのに対し、近親者に糖尿病がいないグループでは32・3％でした。同じ対象者で、どんな因子が耐糖能異常に影響するかということを統計学的な解析（ロジスティック解析）で検討しました。すると男女ともに糖尿病であることに影響を及ぼす因子は糖尿病の近親者がいるかいないか、ということだけでした。一方で、意外なことに栄養指導を受けた被験者本人が肥満であるかどうかは影響していませんでした。

中国からの報告でも同様な傾向が見られました[2]。こちらは約3万9000人の住民を選び出し、①両親とも糖尿病をもつ、②父親が糖尿病をもつ、③母親が糖尿病をもつ、④両親とも糖尿病をもたない、の4つのグループに分けて糖尿病の有病率を比較しました。すると、①両親とも糖尿病をもたないグループに比べて、②父親が糖尿病をもつグループでは有病率は2・0倍、③母親が糖尿病をもつグループでは2・6倍でした。④両親とも糖尿病をもつグループは6・0倍でした。以上のような報告を踏まえると、糖尿病であるかを心配する理由として最も正当なものは家族歴があるかどうかになります。

遺伝はどのくらい関与しているのか？

2型糖尿病に遺伝が間違いなく関与していることは分かりました。一方で生活習慣などの環境要因も関わっています。では、そのうちいったいどのくらい遺伝が関わっているのか？　という疑問が自然と湧き上がってくるかもしれません。10％である場合と90％である場合とでは糖尿病に対する向き合い方がだいぶ変わってくることでしょう。

その前に種々の疾患や身体的特徴にどれくらい遺伝が影響しているか、を表すものとして「遺伝率」というものがあります。これは、一卵性双生児のグループと二卵性双生児のグループの間での比較という手法によって算出されます[3]。一卵性双生児は100％同じ遺伝子をもついわば自然のクローンです。二卵性双生児はきょうだいと同様で50％同じ遺伝子と想定されます。一方で双生児は生育環境はほぼ同様、つまり遺伝以外の因子（環境因子）は双生児同士でも両グループでほぼ同じと仮定できます。この手法により、身長などの身体的特徴から疾患、学歴、知能まで数値化されています。そして2型糖尿病の発症については遺伝率が52～72％との報告があります[4]。なんとも曖昧な数値ですが、個人的にはそんなものかな、と思っています。糖尿病の発症や進行には極めて多彩な因子が関係しています。登場するキャラクターが多すぎるのです。この状況で遺伝率としてははっきりした数値が出てもむしろ信用できないくらいです。そもそもこの遺伝率はあくまでもその集団での数値ですので、個々の場合にそのまま当てはまるというわけではないということは遺伝率の専門家もはっきり言っています。私は糖尿病は「症候群」だと思っています。人によって関わる要素が大きく異なっているのですが、血糖値という結果のみ見ると皆同じ病気として一くくりにできる、くらいのものです。ですから遺伝の関わる程度も個人個人で大きく変わっていて当然です。例えば、親も兄弟全員も糖尿病で、生活習慣を聞いても、特に突出した食事の嗜好はなく適度の運動ができているという場合には「遺伝的な要因が大きいですね」といった言い方をすることがありります。また親族に一人だけ糖尿病がいて、ジュースやお菓子が大好きで、体を動かす機会もまったくない、といった場合には遺伝的な要因は少ない、むしろ生活習慣を変えてみれば血糖値が下がる余地が十分あります、といった説明をする場合もあります。

現代は糖尿病の遺伝的要因が影響しやすい時代

世界的に糖尿病患者は増えています。欧米から増加し始め、次に日本、さらには東アジア、最近ではアフリカや南米、中東やインドで増加率が高くなっています。

背景としては栄養状態の改善、近代化による交通手段の発達を背景とした運動不足が挙げられ、生活習慣の変化、つまり環境要因によるところが大きいとされています。

ところが、糖尿病が発症しやすい環境要因になるほど遺伝的背景の影響も大きくなります。例えば飢餓に耐性がある（生き残りやすい）遺伝的素因をもっていても、現代のような飽食の時代では、より長く生き残るというメリットが発揮されにくくなります。また、太りやすい体質という遺伝的素因があっても、飢餓の時代ではその遺伝的要因による差が出にくくなります。糖尿病についても同じです。

現代のような環境では糖尿病になりやすい遺伝的体質はその影響が増幅されてしまうのです。糖尿病になりやすい遺伝的体質となりにくい遺伝的体質の差がよりはっきりとあらわれます。ここが1型と2型の決定的な違いです。1型でも発症しやすい遺伝的体質の存在の可能性は指摘されています。ところが病気としての発症頻度（有病率）は少ないので、遺伝的な影響はとても少ないのです。ややこしいと感じてしまうところですが、重要なポイントです。

環境要因への新しい視点

糖尿病の要因を大きく2つに分けると、遺伝的要因と環境的要因になります。環境的要因の代表的なものとしては過食などの不適切な食事の習慣と運動の不足が挙げられます。人間は社会的な生きものです。社会的要因としては地域、宗教、景気、文化、そして所得などが挙げられます。家庭も最も小さな、そして最も影響の大きい社会的要因といえます。

これらに対する議論はどちらが優れているのか、といった比較論や所得については格差の話になるのでタブーとされがちでした。しかし、最近ではこの領域に正面から向き合う議論が増えています。

国際糖尿病基金（IDF）のホームページでは所得の低い地域ほど糖尿病の有病率が増えているというデータが示されています。また、所得の低い人ほど血糖値が高くなる傾向も指摘されています。

経済的に豊かになって栄養状態が改善し、交通の手段が発達したことが糖尿病の増加の背景だとすれば、所得と血糖値の高さが逆相関になるデータは矛盾しています。実際のところは所得の低い地域に住む層は適切な医療を受けられない、または近くに病院がないため受診、治療を受けることができずに糖尿病を発症し、悪化させてしまっていることが指摘されています。

SDH

SDHとはsocial determinants of healthの頭文字をとったもので、「健康の社会的要因」と訳されます。

病気の背景には生物学的な要因だけではなく、教育、就業、生活環境、社会環境など社会的要因が存在するということを示す言葉です。

SDHについてWHOはその要因を10項目挙げています。具体的には次のとおりです[5]。

①社会格差…社会的背景が異なることによって生じる健康状態や医療アクセスの不公

正な差のこと。地域でのつながりや、教育・収入などの社会経済的状態、国の体制や文化、環境など健康に影響するさまざまな社会的背景を指す。

②ストレス…ストレスが多い環境は人々を不安に陥らせ、立ち向かう気力をそぎ、健康を損なう。ストレスがきっかけで死が早まることもある。

③幼少期…幼少期に発育不良や愛情不足があると、生涯を通じて病気がちになる。または成長したあとでも体力や認識力の低下、情緒不安定を招く恐れがある。

④社会的排除…貧困、相対的貧困の中で生きていくことは、社会的排除を受け、それが健康に大きな影響を与え、死を早める原因となる。ヨーロッパの裕福な国でも失業者や少数民族、外国人労働者、ホームレスなどは排除される危険性が高く、路上生活者は早く死亡することが多い。

⑤労働…就労していることは、仕事をもたないよりもおおむね健康には良い。しかし職場でのストレスは疾病のリスクを高める。仕事上のストレスが健康状態を大きく左右し、病気による欠勤や早死にの重要な原因になり、健康の社会的格差にも関わってくることが明らかになっている。

⑥失業…失業は健康上の危険を招くが、その危険性は失業者が多い地域ほど高い。各国からの報告では失業者とその家族は、他の要因を考慮しても、現実として早死にの危険性を有することを明らかにしている。

⑦社会的支援…友情、良好な人間の社会的関係、確立された支援ネットワークにより、家庭・職場・地域社会における健康が推進される。

⑧薬物依存…アルコールや薬物、たばこを習慣とし、健康を害してしまうのは個人の責任ではあるものの、常用に至るにはさまざまな社会的環境も影響している。

⑨食品…良質で十分な食糧の供給は、健康と良い生活を推進するうえで重要である。食糧不足や食事の偏りは、栄養不良や栄養失調の原因になる。過剰摂取（栄養不良の一つ）は、心血管系疾患、糖尿病、がん、眼科の変性疾患、肥満、虫歯を引き起こす。食糧不足と食糧過剰とは表裏一体の関係にある。

⑩交通…自転車や徒歩、公共交通機関の利用には、健康上の４つの利点がある。すなわち、運動量の増加、死亡事故の減少、社会との結びつきの深まり、大気汚染の減少である。機械化が進み、仕事や家事で体を動かす機会が減り、肥満が増加傾向にあるため、人々は生活の中で身体を動かす新たな方法を見つける必要性に迫られることになった。

この10項目のうち、いくつかは所得に関するもので、所得格差が健康格差につながることが問題となっています[6]。

所得に関しては個人だけの問題ではありません。住んでいる地域の環境、経済状況、社会情勢によっても大きく変わってきます。仕事をしたくても、不況で仕事が見つからない、またリストラをされてしまった、などの例もありますし、子育てや介護で思うように働けないこともあります。

例えば仕事と子育てに追われ、毎日やっとの生活を送っているシングルマザーに、「食事はバランスのよいものを規則的な時間に食べ、適度な運動をしましょう」とアドバイスをしても、当人にとってはそれどころではないかもしれません。

労働、子育て、介護によって自分や家族の健康を顧みられないなどの場合は、地域でのなんらかのサポートや職場での勤務内容や時間の調整などの根本的な対策が必要です。また国による法整備などが対策として挙げられます。

健康格差が解消されれば国の医療費は抑えられるかもしれませんし、個人の能力も向上し、その人だけでなく国全体で豊かさを享受できるようになるかもしれません。

個人レベルでの努力ばかりに期待するのではなく、社会的背景を考慮した有効な手段の提案や地域、社会での取り組みが、これからは必要です。

このあたりは糖尿病をもつ人や家族ではなく医療従事者向けのメッセージになってしまっているかもしれませんが、要は一人で抱えこんでほしくないのです。まずは糖尿病についてては社会からの正しい理解が進むことが、現在の緊急の課題です。

良くなる余地がある領域としての生活習慣対策

糖尿病治療では、やはり食事のとり方を見直し、体を動かす機会を増やすことが必要です。これらの取り組みを続けることは確かに厳しいことかもしれません。ただでさえ毎日の生活で余裕がないのに糖尿病と診断されてしまったら精神的負担も感じますし、なんで自分だけこんなことになった、損をしてしまったと感じるのも当然です。

もちろん糖尿病にならないに越したことはありません。ただ、糖尿病は同じ「病」がつくほかの病気に比べると、自分次第でよくなるチャンスはあります。毎日の食事への配慮や、体を動かす必要性も糖尿病だけに限ったことではありません。適正体重を維持し、毎日、自分の体に向き合うのは誰にとっても大切なことです。

2型の場合、遺伝的要因は関与します。「親ガチャ」という言葉が最近よく聞かれます。どのような親をもつかによって人生が大きく変わってしまうことを表しているようです。糖尿病についても、遺伝のみならず育った家庭環境も影響する可能性はあると考えられます。とにかくたくさん食べることが健康にいい、と思っている親のもとで育てば、たくさん食べることが当たり前になってしまいます。ジュースやお菓子などの嗜好品がいつも周囲にあるような状況であれば、それらを食べることも当たり前なことになるでしょう。そう考えると、やはり親の影響は大きいと思います。だとすれば、半分は親のせいにしてしまっても親は（恐らく）許してくれるはずです。

そして、残りの半分は自分で「引き受け」てなんとかしていくしかないのです。ここが「親ガチャ」とは違うところです。親ガチャという言葉は諦めも含んでいるようにも感じますが[7]、実際にはチャンスがあります。でも、うまくいかなくなったとしても決して自分を責めてはいけません。自分を責めてしまうと次の取り組みに前向きにならず、かえってさらに悪くなってしまいます。他人の行動はなかなか変えられないけれど、自分の行動なら変えることができます。それは決して簡単とはいえませんが、せっかくあるチャンスを活かしてほしいのです。

加齢の影響

現在も日本では少しずつ糖尿病をもつ人の数は増えていますが、これは高齢化の影響が大きいです。なぜなら血糖値を下げる力は加齢とともに低下するからです。

年をとるとさまざまな身体機能が低下します。日本では心不全や透析を必要とする腎不全が増えており、心不全の増加については「心不全パンデミック」などともいわれることがあります。心臓の働きも腎臓の働きと同様に加齢とともに低下するので心不全パンデミックが起きるのは当然といえるかもしれません。

膵臓がインスリンを分泌する能力も加齢とともに低下します。これは病的なことではなく老化現象といってもいいかもしれません。年を取ると、血糖値を下げるのに大切な筋肉の量、また身体を動かす活動量自体も減ってきてしまいます。

戦前までは平均寿命は60歳といわれていました。

昔なら糖尿病が発症する、あるいは進行する前に天寿を全うしていたかもしれません。ただ、平均寿命が伸び、人が長生きするようになったことによって、天寿を全うする前に糖尿病を発症してしまっているのです。

高齢での発症でも遺伝的因子や環境因子は関与している可能性はあります。つまり、若いときに発症してしまうほどの強い遺伝的因子や環境因子はないにしても最後は加齢の影響でついに発症となる、ということです。

第5章

糖尿病になる人はだらしがない？

——糖尿病の治療法と障壁となるスティグマ

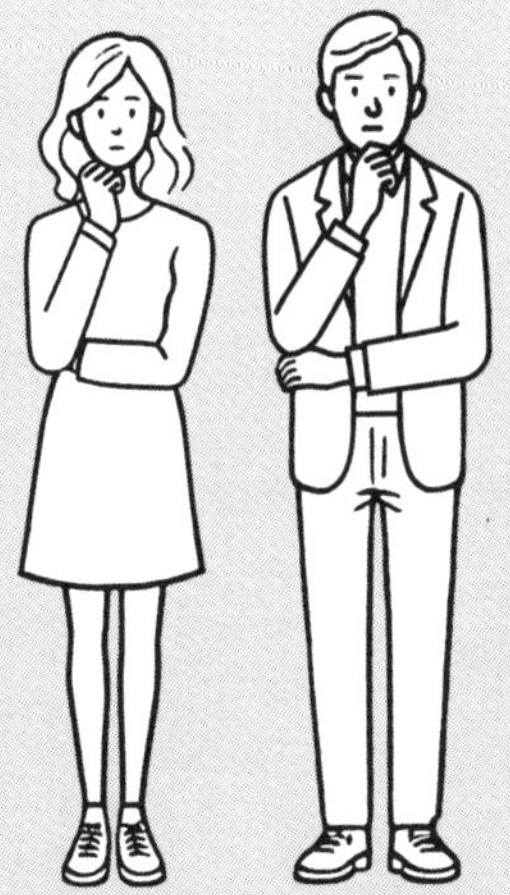

3つの新しい治療薬と1つの古い薬

薬にはできれば関わりたくないし、その前にまずは運動や食事の話を、と思いたくなるかもしれません。確かにそれは正論ではありますが、治療薬が糖尿病に対する考え方そのものを変えつつあるのが現在の状況です。多くの一般向けの糖尿病の解説本でも薬は悪者のような扱いになりがちです。しかし、関わりたくないとは思っても、やはり糖尿病をもつ多くの人にとっては薬が最も身近な治療のパートナーとなります。

血糖値を下げることで糖尿病の三大合併症である腎症、網膜症、神経症の発症予防や進行を抑えられることは、エビデンスとしてほぼ確立されていました。ところが心筋梗塞や狭心症、脳梗塞などの「大血管症」に対するエビデンスはなかなか得られませんでした。

大きな変化が訪れたのは、2008年にアメリカで行われたACCORD試験です。

これはＨｂＡ１ｃを、６・０％以下に目指すという厳格な目標を設定したグループと、７・０～７・９％という標準管理したグループに分けて、経過観察をしたところ、より厳格に管理したグループのほうで死亡者数が上がるという予想外の衝撃的な結果が起きてしまいました。これは低血糖が原因とも推測されています。

この試験を機に欧米の学会では治療のガイドラインを大きく見直すことになりました。内容は血糖値を下げるにあたって、低血糖と肥満にならないように配慮しなさい、というものです。また、アメリカの薬の認可を行うＦＤＡ（アメリカ食品医薬品局）は糖尿病の新薬としての認可には心臓疾患の危険性を高めないことの証明を条件として求めるようになりました。本当は心筋梗塞や狭心症などの心疾患の予防や進行抑制に効果があることが望ましいのですが、あくまでも血糖値を下げる薬として最低限の安全性を求めたわけです。

①ＤＰＰ４阻害薬……一番人気の薬

そこでまず登場したのがＤＰＰ４阻害薬です。日本での発売は２００９年です。

ＡＣＣＯＲＤ「事件」の直後の登場ですが、薬の開発から時間はある程度かかるわけで、ＡＣＣＯＲＤ試験の結果を踏まえて開発された薬というわけではありません。しかし、この薬は当時のニーズにうまくマッチしていました。この薬の血糖値を下げる効果の仕組みはちょっと複雑ですが、以下のとおりです。

インクレチンというインスリンの分泌を促進するホルモンがあります。インクレチンは、私たちが食事をとって胃の中に食べ物が入ったことが刺激となって小腸から分泌されます。食事をしたときだけ分泌されて膵臓からのインスリン分泌を促進するので、食後の血糖値が高くなるときだけしか血糖値を下げません。つまり空腹時にはインスリン分泌を促進しないインクレチンを薬として使えるようにすると、低血糖を起こす危険性がほとんどないことが期待されます。従来使われていたＳＵ薬は食前、食後に関係なくインスリン分泌を増やしてしまいますし、インスリンも食事の量やタイミング、運動などの効果とぴったりと適合した効き方をしないと低血糖のリスクがありました。インクレチンに低血糖を起こす危険性がほとんどないとすると、体への負担も大きく減ります。

インクレチンにはインスリン分泌を促進する以外にも多くの働きがあることが分かっています。一例として血糖値を上げてしまうホルモンであるグルカゴンの分泌を減らす働きです。また胃や腸の動きを抑えることで食べ物の消化と栄養の吸収がゆっくりとなり、血糖値の上昇のスピードも緩やかになります。さらに脳の食欲中枢にも働きかけ食欲を抑える効果もあるとされているので、食べすぎも防ぐことができます。このような多面的な作用の結果、血糖値を下げてくれるのです。

インクレチンを生かすような内服薬はできないのか？　という発想が薬を開発するうえでの課題となりました。インクレチン自体はインスリンと同様に高分子のため、内服はできません。理由は高分子だと消化酵素によって分解されてしまうからです。

そこで目をつけられたのがインクレチンを分解する酵素です。インクレチンを分解する酵素の働きを抑える薬なら内服薬としてつくることができるということで開発されたのがＤＰＰ４阻害薬です。ＤＰＰ４とはインクレチンを分解する酵素の一つで、これを阻害すれば、インクレチンの分解を抑えることができます。

ＤＰＰ４阻害薬は低血糖のリスクが低く、体重を増やしてしまう心配はありません。

残念ながら心臓疾患などを減らすことは証明できませんでしたが、長年の使用で心臓疾患を増やす危険性がないことはしっかり証明されました。インクレチンの多面的な作用を生かすことができるのは治療戦略としても大きいです。将棋の駒に例えるなら飛車や角のような派手さはないものの、前と4つの斜め方向に動くことができる「銀」のようなイメージです。まさにいぶし銀の動きをするこの薬は、内服として1日1～2回で済み、副作用や自覚症状も少ないといった特徴もあります。そのため特に日本では急速にその処方が増えました。また、日本で急に増えたのには、血糖値を下げる効果が日本人でより多くあらわれやすいとされている背景があります。

発売されてから15年経ち、その後、別の新薬の登場により、当初よりは処方頻度が減っているものの、糖尿病治療薬の中ではいまだに最も多く処方されている薬です。15年経っても大きな問題が起きていないということは信頼性を担保する点で大きなことです。現在も特に糖尿病の非専門医から圧倒的に多く処方されています[1]。専門ではなくても処方されているということはそれだけ処方する側にとっても使いやすい薬だということになると思います。もちろん、まったく副作用がないかといえばそうではなく、他の薬と同様に副作用はまれながら発生する可能性はあります。その代表例として類天疱瘡《るいてんぽうそう》という皮膚疾患が特有の副作用として知られています。

②ＳＧＬＴ２阻害薬……糖尿病治療における革命児

ＤＰＰ４阻害薬が急速に広がり、日本における糖尿病治療薬のスタンダードとなってきた２０１３年、私のクリニックにある薬の治験の依頼が来ました。薬の種類はＳＧＬＴ２阻害薬でした。ＳＧＬＴ２とは主に腎臓にある分子器官です。実際に治験で使ってみて、進行を見ながらよく血糖値を下げる薬だなという印象をもちました。そのうちＤＰＰ４阻害薬に取って代わるほどの存在になるかもと予感していました。

これまでの人類の歴史は飢餓にならないための生存競争の歴史でもありました。それゆえ体にとって糖はとても貴重なものでした。そんな貴重な糖が少しでも尿から漏れ出てしまうのはもったいないことです。そのため原尿に含まれる糖を再吸収して糖を血液に再び戻すことは理にかなったことでありました。その役割を担うのがＳＧＬＴ２なのです。血液中の糖が高く困っている糖尿病で、ＳＧＬＴ２の働きを抑えて糖の再吸収を抑えてしまえば、尿糖を増やすことになり、結果として血糖値が下がるのではないか。この発想の創薬につながるきっかけとなったのが、フロリジンという物質の発見でした。フロリジンはリンゴの樹皮から抽出され、もともと解熱剤や抗炎症薬、抗マラリア薬として使用されていましたが、大量に投与すると、尿の中に糖が大量に増えることが分かりました。

さらにこのフロリジンは尿の中の糖を血液に戻す働きがあるＳＧＬＴ２の働きを阻害していたことが分かりました。

ＳＧＬＴ２阻害薬としてフロリジンを改良して薬の開発が行われ、治験でも血糖値を下げる効果と安全性が確かめられました。やがて数種類のＳＧＬＴ２阻害薬が開発され、認可されるようになりました。日本では２０１４年にＳＧＬＴ２阻害薬の一つイプラグリフロジンが使えるようになりました。イプラグリフロジンは血糖値を下げるだけでなく、体重も少し減ることが分かりましたし、薬の働く原理からも低血糖の危険性は少ないとされました。

さらに２０１５年には衝撃的なデータが発表されました。ＳＧＬＴ２阻害薬の一つ、エンパグリフロジンで糖尿病をもつ人の心臓疾患などの大血管症の再発を抑えることが証明されたのです[2]。もともとは大血管症の発症を増やさないことを確認するために実施された大規模臨床試験でしたが、これまでなかなか得られなかった大血管症に対する効果があっさりと、しかもはっきりと証明されてしまったのです。

エビデンスレベルの高い試験では、ある薬を使った患者グループと使わなかった患者グループの2つのグループ間での比較をすることで効果が検証されました。この試験ではエンパグリフロジンを使ったグループと使わなかったグループが比較されました。エンパグリフロジンを使わなかったグループはほかの薬を使用して血糖値を下げていたのですが、両グループでHbA1cの数値に大きな差は見られませんでした。血糖値は同じくらいに下げたのにエンパグリフロジンを使ったグループで大血管症が減ったということは、血糖値を下げる効果とは別のなんらかのことがこの薬で起きたということになります。この試験は「エンパレグアウトカム」と名付けられましたがその後の糖尿病、さらには別の疾患の治療をも大きく変えるきっかけとなりました。

エンパレグアウトカムの結果には当時、私も目を疑いました。実際の論文でどこかおかしいところがないか、私なりにチェックしてみましたが、疑わしいところはありませんでした。

私が疑いをもったように、医学会ではＳＧＬＴ２阻害薬のエンパグリフロジンで、なぜこのような結果が出たのかについての議論が沸き起こりました。その後の二次的な解析や他の報告から、この薬は大血管症のなかでもどうやら心不全に効果が出ることがはっきりしてきました（エンパレグアウトカムの結果は、心不全だけでなく心筋梗塞や脳梗塞などいくつかの病気の発症の組み合わせについても見ていました）。

心不全への効果を議論しているうちに、今度は腎不全にも効果があることが分かってきました。これはいまだにはっきりと解明されていませんが、おそらく腎臓に効いたことによって、心臓への負担が軽くなって心不全が減ったのではないかと考えられます。

ＳＧＬＴ２は主に腎臓に存在するので、そのように考えるのは自然だと思います。なぜ腎臓に効くのかというと、おそらくＳＧＬＴ２阻害薬が頑張りすぎている腎臓を休ませてくれるからだと考えています。それが好循環となりついには腎臓全体、さらには心臓にも恩恵がいきわたるのではないかと推測されます。

ＳＧＬＴ２阻害薬についてはその後も予想外の展開が続きました。糖尿病がなくても心臓や腎臓の機能を守る効果が証明されたのです。現在は一部のＳＧＬＴ２阻害薬は糖尿病がなくても心臓病や腎臓病に使われるようになりました。それもいずれの領域でもエース的な役割を担っています。もはや「血糖値を下げる効果ももつ腎臓や心臓の薬」といっても過言ではありません。

③ＧＬＰ－１受容体作動薬

ＤＰＰ４阻害薬は私たちの体内で分泌されるインクレチンの働きを増強する薬です。でもどうせならインクレチンそのものを使ったほうがストレートに効果が得られそうだという考えのもと、登場したのがＧＬＰ－１受容体作動薬（ＧＬＰ－１アナログ）です。ＧＬＰ－１はインクレチンの一種で、インスリンの分泌を助ける働きがあります。受容体作動薬はＧＬＰ－１と似ていてほぼ同じ働きをする薬、くらいに理解しておくといいです。インスリンと同様に高分子のため、注射薬として使います。当初は１日１回毎日打つ注射薬として発売されました。その後は週１回の注射薬が登場し現在はこちらが主流になってきています。それぞれいくつかの種類があり、量を調節できるものもあります。血糖値を下げる効果はＤＰＰ４阻害薬よりも大きい傾向があります。

インクレチンは食欲を抑える効果がありますが、このＧＬＰ－１受容体作動薬も食欲に対して直接的な効果があります。うまくいくと、意識して食事の量を減らさなくても、何となく自然と食べる量が減るようになります。この薬の使い始めの頃は食欲が減るというよりは胃もたれ感や軽い吐き気を感じることがあります。その対策として、少ない量から開始すると多くの場合そのような症状は治まってきます。

薬ごとに初期量と増加の量は決められていますが、初期量は効果を期待するというよりは体が慣れるための量となります。食事の量が減れば体重が減ることも期待できます。食事量が減ること以外のインクレチンの多面的な作用でも、体重が下がると考えられています。

薬の種類によって血糖値を下げる効果や食欲を抑える効果の程度は異なりますが、特に食欲を抑える効果が強い薬は肥満気味の人に推奨されますし、高齢者や痩せ気味の人にはそのような効果が弱いタイプのものを使うことになります。毎日使うタイプのほうが週1回のタイプよりも食欲への作用や胃の症状がより強く出やすいとされています。

このＧＬＰ－1受容体作動薬は、ＳＧＬＴ2阻害薬同様に大血管症を減らすことが大規模試験によって証明されました[3]。しかし、ＧＬＰ－1受容体作動薬は注射の薬です。注射器は進化していますが、やはり自分で注射を打つのは怖いし、避けたいと言う人も多いのが事実です。

そこで最近は内服タイプの薬が登場しました。胃での消化分解を避けるためのコーティングに成功したのです。この内服の仕方にはほかの内服薬にはない限定的な条件があります。例えば、必ず朝の起床時に内服し、他の薬の内服や食事、飲水は、その後30分以上の時間を空けてからでなければいけないという面倒な点があります。

この薬を飲むときの水の量も小さいコップ半分程度の１２０㎖以下とされています。この用法を守らないと効果がまったく期待できなくなるのです。注射薬をなんとか内服にできたというものでもあるためこのような制約がついてしまうのですが、それでも注射よりは心理的に抵抗が少ないという人向けで、ＧＬＰ－1受容体作動薬の選択肢が増えたことはとても大きいと思います。

また、このほかにもさらに新たなものが登場しました。チルゼパチドという薬です。チルゼパチドにはグルコース依存性インスリン分泌刺激ポリペプチド（ＧＩＰ）というもう一つのインクレチン（作動薬）が含まれています。

ＧＩＰはインスリンの分泌を促進する反面、脂肪を増やしてしまうなどマイナスの効果が指摘されていたため、ＧＬＰ－1のように薬としては期待されていませんでした。ところがＧＬＰ－1とＧＩＰのダブルで使うと、血糖値とともに、体重もかなり下がる効果があることが分かりました。あまりにも効果がはっきりしているので、糖尿病以外にダイエット薬として使われることが多くなりました。ちなみに保険診療では糖尿病がない人への使用は認められていません。なぜ、予想に反して大きな効果が得られたのかはまだ分かっていません。

この2つのインクレチンの組み合わせにも何か意義があるのではないかと見られています。おそらく今後はさらに別のタイプのＧＬＰ－1受容体作動薬の開発や治験が進んでいくと考えられます。それ以外にもっと効果のあるタイプやもっと飲みやすい内服薬の開発も期待されています。ＧＬＰ－１受容体作動薬はＳＧＬＴ２阻害薬と同様に良い面で思わぬ発見や進歩が見られました。ＳＧＬＴ２阻害薬に関してはさすがに新しい知見はもう出てこないのではないかと見られていますが、ＧＬＰ－１受容体作動薬の今後の動きにはまだ目が離せません。

④メトホルミン……古くて新しい薬

メトホルミンは糖尿病治療薬の中でも歴史が古く、１９７０年代から使われるようになり、いまだに広く使われています。分類上はビグアナイド薬の一つで、これは限定的な条件ではありますが、大血管症に有効なエビデンスをもつ唯一の薬でした[4]。体重を増やすこともありませんし、ＳＵやインスリンと一緒に使わなければ低血糖の心配もありません。なによりも安価です。そのため長年にわたり、欧米での治療ガイドラインでは第一選択薬として推奨されてきました。

しかし、他のビグアナイド薬で血液に乳酸がたまって酸性になってしまう副作用が指摘され、メトホルミンを含むビグアナイドはアメリカと日本では一時ほとんど使われなくなりました。

しかしヨーロッパではメトホルミンは使われ続け、その結果、他のビグアナイドと違って特定の条件下でなければそのような副作用はほとんど起きないことが知られるようになり、やがて全世界で復権して現在まで使われ続けています。使われ続けて50年以上経っており、信頼性抜群です。ところが、効果を発揮するメカニズムがまだ完全に解明されたわけではありません。現在も効果に関する新たな論文が発表され続けています。糖尿病以外の効果も指摘されています。がんの予防効果も議論されています。ただ、古い薬なのでメーカーが高額な費用を負担する大規模試験ができず、SGLT2阻害薬のような明確なエビデンスが今後出てくるかというと期待は薄いです。「謎が残された薬だけれども、信頼性は高い」という不思議な薬です。

日本では専門医が処方することが多い一方で、糖尿病専門医以外からの処方が少ないということも指摘されています[5]。最近ではメトホルミンと似た化学構造をもつイメグリミン（商品名：ツイミーグ）という薬が世界に先駆けて日本で使われるようになりました。この薬も不思議なところがあり、メトホルミンと似た作用を指摘される一方で別の作用も指摘されています。細胞内のミトコンドリアというエネルギー発生装置のような器官の働きを助け、結果的に細胞の老化を抑えるようなことがあるのではないかと見られています。

メトホルミンもイメグリミンも薬のサイズがやや大きいのと、1日2~3回と内服する回数が多いのが不便なところですが、一方で安価であるというメリットもあります。次々と新薬が登場する現在でも治療薬としての役割を果たしていることを考えると、むしろ存在感を増しているようにすら感じられます。

糖尿病の治療なのに血糖値を重視しないのか

糖尿病は血糖値が高くなってしまう病気のため、薬の目的は血糖値を下げることにあるはずです。新薬も血糖値を下げることに特化していてもいいものですが、先に取り上げた4つの薬については、血糖値を下げる点にはあまり言及していません。もはや血糖値を下げるのは当然として、むしろ低血糖のリスクが少ないことと、血糖値よりも合併

糖尿病治療の目的

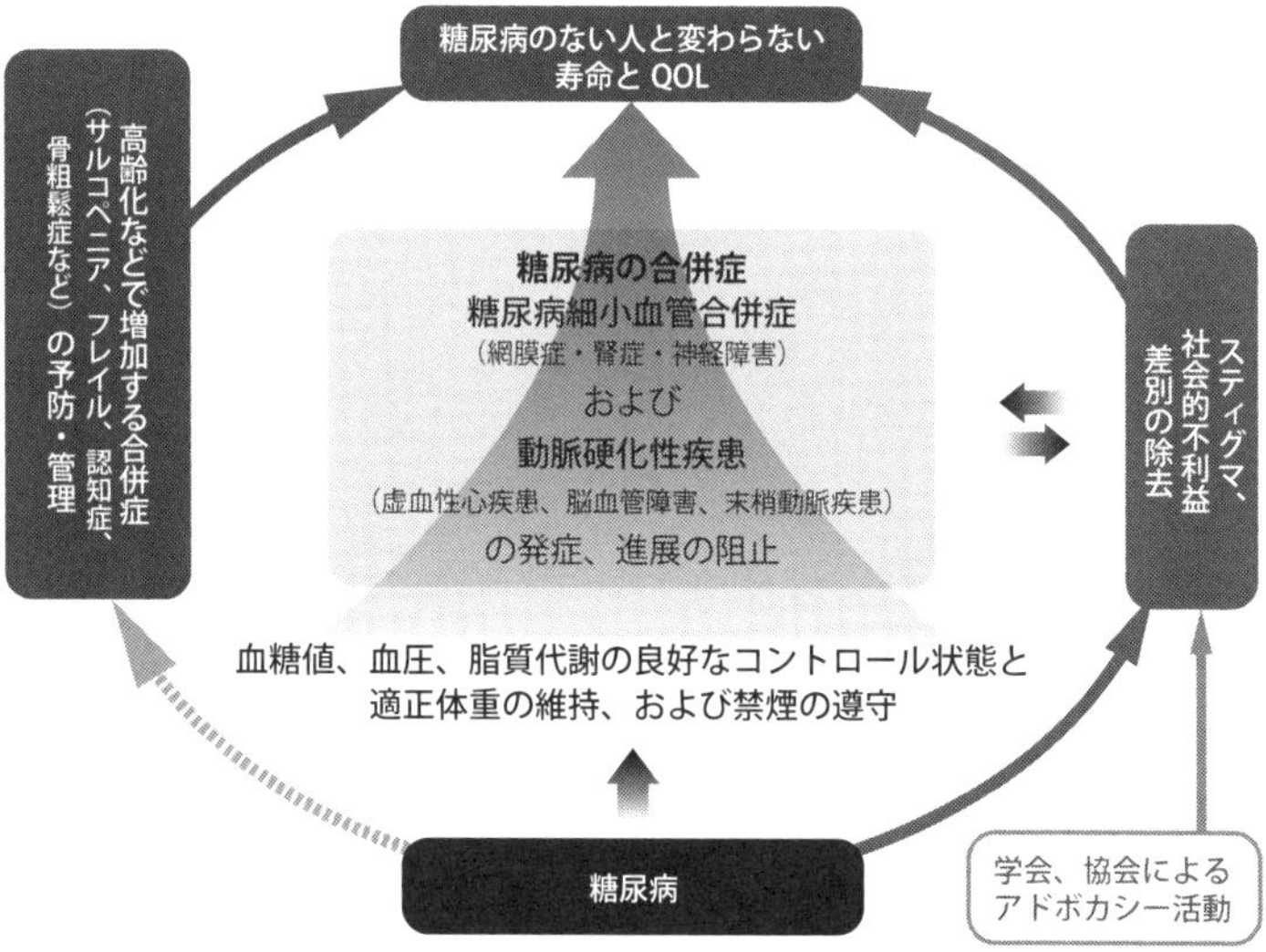

出典：日本糖尿病学会編『糖尿病治療ガイド 2022-2023』（文光堂、2022 年）

症予防のことばかりが重要視されています。

そして糖尿病を発症していても、糖尿病ではない人たちと同じような生活が送れることを究極の目標としています。日本糖尿病学会の『糖尿病治療ガイド２０２２・２０２３』に描かれている図を見ると、いちばん下に糖尿病と書かれてあり、いくつかの矢印が上に伸びていて、いちばん上に「糖尿病のない人と変わらない寿命とＱＯＬ」と書いてあります。これは糖尿病であっても糖尿病にかかっていない人と同じだけ長く生きることができ、本人の身体的な苦痛の軽減、精神的・社会的活動を含めた総合的な活力、生きがい、満足度を感じることができるＱＯＬ（クオリティ・オブ・ライフ）を目指すという意味です。

糖尿病に対しては血糖値に加えて、血圧、脂質代謝の良好なコントロール状態と適正体重の維持、そして禁煙の遵守によって糖尿病による合併症などを防ぐことができます。それにより、糖尿病をもたない人と変わらない生活ができ、長生きすることができます。糖尿病がある人は最終的にはこの目標が達成できればそれでいいのです。

確かに「糖尿病のない人と変わらない寿命とＱＯＬ」となるためには血糖値に取り組まなければいけません。ただ、それは血糖値を下げることが第一の目標という意味ではないのです。血糖値を下げることだけを目標にしてしまうと「木を見て森を見ず」という状態になってしまうのです。

血糖値を下げることは糖尿病を治療する（血糖をコントロールする）ためのものではなく、合併症を予防するためのものです。糖尿病をよくするためだけに血糖値を下げるのに躍起になってしまうと、短期的な成果に追われて疲弊もしますし、成果が出ないとがっかりしてしまいます。

１４６ページの図は、私たち医療関係者が対象の講演会や研究会で多くの場合、最初にスライドで提示されます。繰り返しますが、薬によって血糖値の管理をするのは、合併症の予防をするためです。そして今は「どのくらい血糖値を下げるか」ではなく、「どのようにして血糖値を下げたらより合併症を予防できるのか」ということが重要になっているのです。その「どのように」には、それぞれの薬の特性が関わってきます。

健康寿命と糖尿病

糖尿病であっても、長生きをし、なおかつなるべく長く健康に過ごせるのが理想です。現在、日本人の健康寿命は伸びています。健康寿命とは「健康上の問題で日常生活が制限されることなく生活できる期間」とＷＨＯによって提唱されました。厚生労働省の『２０２２年版高齢社会白書』によると日本人の健康寿命は２０１０年と２０１９年を比べると、男性は２・26年伸びて72・68歳、女性は１・76年伸びて75・38歳となって

平均寿命と健康寿命の差（2019年）

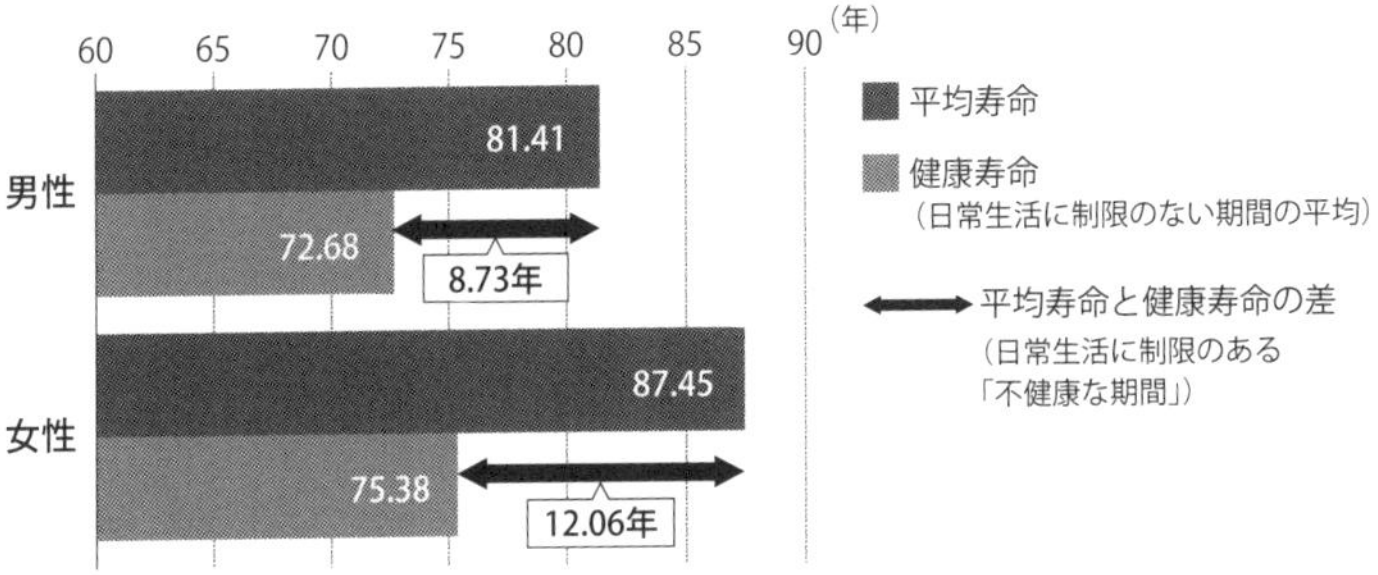

出典：厚生労働省（2022年）『2022年版高齢社会白書』

います。

しかし平均寿命と比較すると、その差は大きいままです。２０１０年の平均寿命は男性が79・55歳に対し、健康寿命は70・42歳でその差は9・13歳。女性は平均寿命が86・30歳に対し、健康寿命は73・62歳で、その差は12・68歳でした。それが２０１９年になると、男性は8・73歳で、女性は12・06歳と男女ともやや縮まっているものの、やはり10歳前後の差があることはあまり変わっていません。寿命と健康寿命の差が長いということは不健康で不自由でいる期間が長いことになります。

天寿を全うする寿命と健康寿命が一致することは誰もが望むことです。人によってはそれほど長生きしなくても最後の最後まで元気でコロリと死ねれば本望と考える人もいます。私自身もそう望んでいます。

ただ糖尿病の厄介なところは、この健康寿命にダイレクトに関わってくることなのです。糖尿病をもつ人の健康寿命については日本ではデータがありませんが、糖尿病がない人に比べて短いことは容易に推測されます。糖尿病をもっている人の平均寿命と、そうでない人の平均寿命の差がなくなっており、現代医学では仮に糖尿病による合併症をもっていても、長生きはできるようになってきています。

糖尿病をもつ人から「自分は長生きしなくていいと思っているので放っておいてください」と言われてしまうことがあります。コロリと死ねることが想定できればそれでいいかもしれませんが、糖尿病があっても早く死ぬことはなく、糖尿病の治療を早いうちから受けなかったために合併症をもちながら、生活の質が悪い状態で過ごす時間が長くなってしまうことが想定されます。

合併症の発症や進行が抑えられればそれだけ健康寿命が長くなり、寿命との差が短くなります。糖尿病の治療の主な手段は血糖値の管理であることに変わりはありません。

しかしそれはあくまで合併症の発症を抑え、糖尿病をもたない人と同じような生活を送るためです。それを常に意識しながら糖尿病治療に臨まないといけないのです。

かつては血糖コントロールの状態をＨｂＡ１ｃの高さに応じて「優」「良」「可」と区分していました。学校の成績のように「良」は「優」を目指すべきで「可」は「良」を目指すべきだとしました。現在は３段階のコントロール目標値はこれと同様に設定されているものの、それぞれの段階に応じてオーダーメイド的治療をするようになっています。したがって人によって目標値も治療手段も変わってきます。例えば、若い人の場合はより厳格な血糖値管理が必要で糖尿病学会で提唱されているＨｂＡ１ｃは６・０％以下となり、合併症予防のためであれば７・０％となります。なぜ若い人ほど厳格さが求められるのかというと、合併症の発症には血糖値が高い状態でいる期間が長ければ長いほどリスクが高くなるからです。高齢の場合には天寿を全うするまでの期間を考慮すると、高血糖でいる期間が若い人に比べると短く、合併症を発症するまえに天寿を全うする確率がより高いと想定されます。

ＨｂＡ１ｃの目標の設定には年齢以外にもさまざまな要因を考慮します。現在の合併症の程度、低血糖を起こしやすいインスリンやＳＵ剤を使わざるを得ない状況がある場合、周囲のサポートがあるか、本人の社会的・経済的状況、治療への意識の高さ、などが挙げられます。現実的に達成がかなり難しい目標ではかえって治療への意欲がなくなってしまうかもしれませんし、低血糖のリスクが高くなることは絶対に避けなければいけません。ちなみに高齢者の場合はより細かい管理目標が定められていて、ＨｂＡ１ｃをそれより下げてはいけない、という下限値が設定されています。かつては下げられるだけ下げよう、という時代がありましたが、今は随分変わりました。ＡＣＣＯＲＤ試験を経て、その後の新薬によって血糖値をうまく管理すれば糖尿病をもつ人の健康寿命も伸びることが期待できる、という時代になってきているのです。

糖尿病に対する偏見「スティグマ」

糖尿病の本当の敵は甘いものではなく、スティグマだと考えています。スティグマとは本来は烙印《らくいん》や汚名という意味ですが、ここでは偏見という意味で理解してください。糖尿病をもつ人に対する間違った考え方、つまり偏見は糖尿病の治療では百害あって一利なし、妨げでしかありません。「糖尿病になったのは、だらしがないからだ」とか、「ぜいたく病だ」といったことが典型的なスティグマとして挙げられます。糖尿病の原因は遺伝的要因や社会環境も影響していますし、1型糖尿病に至っては予測不可能で避けようがありません。

糖尿病に対するスティグマは次のようなものが挙げられます。糖尿病のため生命保険に入れなかった、住宅ローンを組ませてもらえなかった、間食をとがめられた、インスリンを拒否したら叱責《しっせき》された、自分はだらしがない人間と考え、糖尿病であることを謝ってしまう、といったものが挙げられます。スティグマは①社会的スティグマ、②乖離《かいり》的スティグマ、③自己スティグマに分類されます。①はその名のとおり社会全体の無理解を背景とした差別的扱いであり、②に関しては、糖尿病はこうあるべきであるというイメージ（ステレオタイプ）の押しつけ、③は自尊心の低下を指します。これらのスティグマはさらに本人がそれを恐れることによってその行動に影響します。これを予期的スティグマといい、社会的なスティグマに対する予期的スティグマ（行動）は糖尿病で通院していることを内緒にしているなどが挙げられます。

糖尿病のスティグマの類型

	社会的スティグマ（社会的規範からの逸脱、レッテル）	乖離的スティグマ（ステレオタイプの押しつけ）	自己スティグマ（自尊心の低下）
経験的スティグマ（実際の経験）	・生命保険に加入できなかった ・住宅ローンを断られた ・就職できなかった ・寿命が短い	・間食をとがめられた ・インスリンを拒否すると叱責された	・病名や診療科 ・医療者に「すみません」と謝った
予期的スティグマ（スティグマへの恐れ）	・糖尿病のことを上司・同僚に言わない	・しぶしぶ注射をしている ・隠れ食いをした	・宴会や会合に行くのをやめた

出典：一般社団法人日本糖尿病協会ホームページ

これは私が診ている患者さんの事例です。60代の男性Aさんは肥満気味ですが食べる量をなかなか減らすことができません。そのため目標のHbA1cにあと一歩のところで到達できていない状況です。肥満気味で食べる量、特に間食がなかなか減らせないということは本人も分かっていました。あるとき、「どうしても間食してしまうのはいつも家の中のあちこちにお菓子が置いてあるからだ」と話しました。自分は甘いものに対してそれほど強い欲求はなく、むしろお酒のほうが好きなのに、奥様がお菓子が大好きで、日頃からたくさん買いこんで食べているからだというのです。

しかしその奥様はAさんよりずっと太っているのに糖尿病はもっていないそうです。奥様からはAさんが糖尿病になったのはお菓子のせいではなく、運動不足とお酒のせいだと言われ、むしろお菓子を一緒に食べないか、と勧められることもあるそうです。

笑い話のようですが、このようなケースはたまに聞きます。確かに周囲に常にお菓子が置いてある環境はあまりいいとは言えませんので、このような場合、私はいつも診療後に渡すHbA1cや血圧などの検査数値を記した紙に「お菓子を買ったり、身の回りに置いたりするのはやめましょう」といったコメントを署名付きで書いておきます。

そしてこの紙を家族の目につくところに貼っておくようにお願いします。血糖値が高いのは家族のせいだとはこちらからは言わないようにしつつ、家族の糖尿病に対する理解を深めてもらうためです。糖尿病治療には家族の正しい知識と家庭環境が重要だからです。

家族から話を聞くと、本人が自分で買って食べているのに家族のせいにしていると真逆の話をされることもあります。どちらが正しいかは重要ではなく、家族の理解と協力がこれを機に得られるようになれば十分だと思います。

よくあるケースに夜、家族が寝ている間に隠れ食いをしてしまうことが挙げられますが、これは予期的スティグマによるものです。間食が悪いと分かっており、それを家族に注意されるのが嫌で隠れ食いという行動に出てしまうのです。ほかにも宴会に出るとお酒をどうしても飲んでしまうので、宴会に行くのをやめてしまうのも自己スティグマによるものです。これはお酒は糖尿病に悪いものだと思い、悪いものを飲んでいる自分を責めてしまうからです。

これらのスティグマは糖尿病治療においては妨げになるだけです。自尊心の低下によるスティグマは治療に関係なさそうに見えますが、糖尿病を患っている自分が悪いと自らを責めてしまい、そのことで余計に治療をしようという意欲をなくしてしまっているのです。なにより、自尊心の低下は精神的な健康を損ない、健康寿命にも関わってきます。日本人は特にこの自己スティグマに陥りやすいと指摘されています。１４６ページの図において糖尿病の治療目標にいたる矢印の途中にスティグマの除去が書かれている理由がここにあります。糖尿病治療の目標達成への戦略の一つが、スティグマのない社会の実現なのです。

スティグマが生じる構造とその克服

私が治療に当たっているBさんという40代後半の男性がいます。彼のお父さんとお兄さんも糖尿病をもっているとのことです。

若いときから糖尿病と診断されていましたが、はじめのうちはちゃんと通院していなかったこともあり、現在は網膜症を発症しています。尿タンパクが多い腎症の段階にもあります。多くの種類の内服薬を使って現在、ＨｂＡ１ｃは７％台後半から８％台前半で推移しています。仕事がたいへん忙しく月の半分は泊まり込みの出張に行っています。出張先ではどうやら営業と技術職の両方をこなしているようです。出張が多い月はＨｂＡ１ｃが高くなってしまいますが、たまに出張が少ない月があると、ＨｂＡ１ｃは明らかに下がります。出張中は営業での付き合いの飲食が多く、そうでない場合でも疲れ切っていて栄養バランスを考えた食事まで気が回らないとのことでした。

ある日、Ｂさんはどことなく晴れない表情を浮かべていました。私のほうで気になって何か気になったことはありますか？　と聞いてみました。すると、生命保険に加入しようとしたら断られてしまった、というのです。そして生命保険会社から「あなたはもう少しで透析ですし、長く生きられないでしょう」と言われたそうです。少し本人が誇張して言っているとしても、これにはあきれてしまいました。ある程度、病気に理解があるはずの生命保険会社の人間ですら、こんなスティグマをもっているのです。仕事をし、なんとか治療も頑張っている人に対して、「長生きできない」と生命保険を断るなど言語道断です。私は無力感に襲われると同時に、糖尿病に対するスティグマの根深さも実感しました。そして社会全体で変わっていかなければならないことを痛感しました。

このようなスティグマが生じてしまう背景には糖尿病に対して正しい知識をもち合わせていないことが挙げられます。本来、生命保険会社の人は糖尿病がどんな病気でどんな治療があるかを知識としてもっていなくてはいけません。それなのに、糖尿病をもつ人を偏見の目で見て、保険加入を断るという行為に出てしまうのです。こういったスティグマは生命保険会社の人だけに限らず、専門家であるはずの医療スタッフもいまだにもっていることが多いと思われます。医療スタッフ自体がスティグマをもっていれば治療がいい方向に進むはずはありません。

私もかつてはスティグマによって不適切な発言や指導をしていました。今から思えば、それが本人や家族を苦しめていたのだと思います。医療従事者がスティグマをもっているのであれば、一般の人はなおさらです。糖尿病に対する社会的理解がなければ、本人はいつまでも後ろめたい思いを抱えることになります。

私が受け持っている患者のCさんは40歳の女性です。いつも夕方に受診されるのですが、そのときの血糖値がいつも高い状態が続いていました。これから夕食という時間帯であれば血糖値は低めになることが想定されます。本人はなぜ空腹時間であるはずなのに血糖値が高いのか、その理由が分かっているようでしたが、なかなか教えてくれませんでした。私も経験上おおよその想像はつきましたが、あえて追及はしませんでした。そしてCさんはあるとき、午後の間食のせいだと思う、と私に教えてくれました。彼女の職場では午後の休憩時間のときにみんなでお菓子を持ち寄ってシェアすることが習慣となっているというのです。本当は食べたくないけれど誘いを断ることができないというのです。

私は「自分が糖尿病であること、それからうるさい主治医に注意されてしまうから」と言ってみてはどうですか？　と勧めました。しかしCさんは糖尿病であることは内緒にしておきたい、と言うのです。この状況は糖尿病治療にとってはいいことではありません。糖尿病であることを職場の同僚に伝えられないのは、同僚たちから糖尿病だと偏見をもたれるのが嫌、つまりスティグマによって起こる行動です。もしかしたら同僚から普段、糖尿病に対して偏見的なことを言われていたのかもしれません。

彼女が間食をしていることを言い出せなかったのも、私から叱責されてしまうかも、と考えていた可能性があるのです。

私に間食したことを言うことで、「間食してはダメと何度も言っているでしょう。なんでそんなことをしてしまったのですか？」と言われるのではないか、または「これだけ一生懸命治療してくれている先生に悪いことをしている」と後ろめたい気持ちになり、Cさんは本当のことが言えなくなってしまったのかもしれません。医師としての私の力不足でもあるのですが、多くの医療現場でこのようなことが毎日繰り広げられているのかもしれません。

Cさんは間食をしてしまったことを私に「すみません」と謝っていました。これはまさに自己スティグマです。間食してしまった悪い自分を責め、余計に言い出せなくなっているのです。

間食してしまったとしても、医療関係者はそれを責めるのではなく、「よくぞ言ってくれた」と答えたいところです。間食をすることは悪いことではありません。それを隠してしまうことのほうがよくないということを本人が傷つかない言葉で伝えることが大事だと思います。

甘いものが好きだから、運動不足だから、食事が偏っているからなどの偏見をもたずに、糖尿病をもつ人と話ができる世の中になるのが理想です。

体を鍛え、食事に気をつけているプロのアスリートでも糖尿病になることはあります。最近では糖尿病の合併症で腕を切断した元プロ野球選手がいましたが、彼はＳＮＳで節制していても糖尿病になる可能性があることを訴えています。

糖尿病は体を鍛えている人でもかかってしまうことがある病気だと世の中の理解が進めば周囲の人は治療に協力してくれるようになるかもしれません。これは糖尿病の薬を一つ増やすことよりよっぽど効果があるように思います。

第 6 章

糖尿病に関する
エビデンスと
スティグマ

——科学的事実と
社会の認識の考察

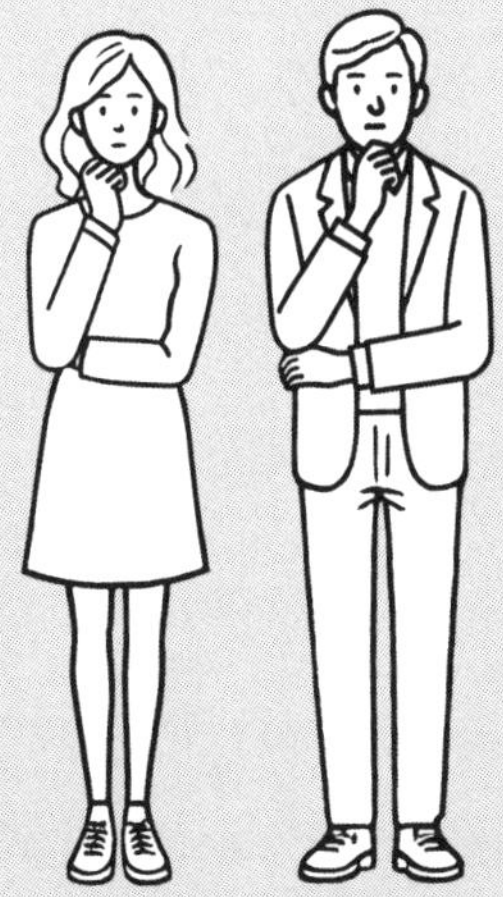

エビデンス

糖尿病治療の歴史：実験からエビデンスへ

人類にとって糖尿病は長らく謎の病気でした。紀元前1500年ごろの古代エジプトの「エベルス・パピルス」に糖尿病と思われる記載があり、紀元前1世紀ごろのローマの医師アレタイオスが糖尿病の症状について詳しく記録していますが、この頃は尿がたくさん出て、喉が渇き、ついには命を落とす病気であるという程度にしか分かっていませんでした。

この病気の原因が血液中の糖が多くなってしまうことだと分かったのは、18世紀になってからです。その後、膵臓がないと糖尿病になってしまうことが分かり、20世紀になってようやく血糖値を下げるホルモンであるインスリンが、犬の膵臓から抽出されました。これにより初めて糖尿病に対する治療手段を人類は手にしたのです。

糖尿病の治療は他の多くの科学の手法と同様に、精緻な観察と実験による原因の追究、そこから展開する未知の物質の発見の歴史でもありました。20世紀になって、特に医学の分野で重視されるようになったのがエビデンスの手法です。どんなに効果がありそうな薬でも実際に効果があると同時に安全であることが証明されなければ、使っても意味がないばかりか不利益すらもたらす可能性があるからです。

血糖値を下げれば三大合併症（細小血管症）を防ぐことができると証明されたのは20世紀の終わりのことで、その歴史は驚くほど浅く、いまからたった30年前のことです。その後、血糖値を下げすぎるのは危険だと示してくれたのも、SGLT2阻害薬が予想に反して大血管症を防ぐことが分かったのもエビデンスの手法でした。これらのエビデンスが「発見」となりこんにちの糖尿病治療の変革につながっているわけです。

エビデンスとは？

エビデンスは直訳すると「根拠」になります。科学や医学の分野でエビデンスといった場合は客観的事実による裏付けを指します。いくら著名な学者が言ったことでもこのエビデンスがないと現代では通用しません。動物実験では証明されても実際に人で効果が証明されないと薬として認可はされませんし、一人に対して効果があったと報告されても多くの人数で証明されないと、やはり認可はされません。

動物実験やたった一人に効いた場合も広い意味ではエビデンスになりますが、実際に薬として国が認可したり、学会の治療ガイドラインで推奨されたりするには最高レベルのエビデンスが求められます。エビデンスにはレベルがありそれぞれランク付けされています。

最高ランクのエビデンス

サプリメントのテレビＣＭにこんなものがよくあります。

「あるサプリメントを５人の女性に摂取してもらったところ、なんと全員に体重減少効果が見られました」とテロップが流れます。次に一人の女性が「自分でもびっくりです。以前はけなかったズボンがはけるようになり、気持ちも明るくなりました。ぜひ友達にも勧めたいです」とインタビューに答えます。あたかもサプリメントで体重が減り、サイズダウンしたかのように見える手法です。

たまに診療中に「テレビでやっているサプリや健康食品を食べてもいいですか?」と質問を受けることがあります。私はたいていの場合、分かりません、と答えています。少なくとも有害ではないだろうし、かといって効果がないエビデンスもないので否定もできません。ましてや本人が満足すればそれはそれでいいことかもしれませんが、宣伝でうたったような効果があるとはっきりとは証明できていない商品にお金を払うのはどうなのかな、とは思っています。

体によい栄養素でもとりすぎてしまうと、かえって栄養バランスを崩してしまう可能性もあります。

では最高レベルのエビデンスとはどのようなものを指すのか説明をします。医学の場合、さらには例えば薬の場合、考えられる最高のエビデンスは「大規模・無作為・盲検化・比較対照(前向き)・試験」で得られるものとなります。

「大規模」は多くの人たちからデータを取ることです。「比較対照」は2つのグループを比べて、どちらが優れているか、劣っているかまたは大きな差はないかを見ます。薬を比較するときにはいくつかパターンがあって、同じような効果が期待できるほかの薬と新薬として開発したものの効果を比較することもありますし、見た目は薬のように見えるけれども実は薬ではない偽薬を飲ませて比較することもあります。そしてどちらの薬を飲むかはくじ引きによって選ばれます。これが「無作為」です。

さて、2つのグループに分けられたあとに観察がスタートするのですが、このとき被験者はどちらの薬を飲んでいるかは知りません。被検者のみならず、処方している医師も、さらにデータを回収する調査員も知ることはありません。これが盲検化です。さらに前向きとは「ある調査をします」と最初に決めて、そこからスタートして得られたデータしか使わないということです。この場合、途中で調査の目的や回収するデータの種類を変更してはいけません。これらの手法によって得られたデータを統計的手法によって解析し最後に「検定」を行います。これが最高レベルのエビデンスとなります。

あくまでも「フェア」であるべきエビデンス

最高レベルのエビデンスがその手法によって目指しているのは公平性、可能なかぎりフェアであるということです。ある薬が優れているとしても比較がフェアでなければ信頼性が落ちてしまいます。例えばダイエット効果があるとされる薬を使ったほうのグループのもともとの平均体重が大きければ、体重の減少の数値（幅）で比較した場合にはより多く変化が出てしまうことは十分に考えられます。ここを突っ込まれてしまったら反論できません。

では、最高レベルのエビデンスである「大規模・無作為・盲検化・比較対照（前向き）・試験」の観点から先ほどのサプリメントのテレビCMを改めて見ると、まず比較するものが示されていません。サプリメントを摂取して追跡調査を受けた場合、「調査を受けている」ということだけでもより健康的な行動をとってしまう可能性があります。人に見られていると意識すれば恥ずかしくないようにしたい、と思ってしまうのは自然な心理です。これに対しては、同じ調査を受けているけれど別のサプリメントまたは偽薬をとっているグループと比較することでその影響を排除できることになります。実は偽薬を摂取していても多くの場合、多少効果が出てしまうのです。これをプラセボ効果といいます。プラセボ効果は、まったく効果がないデンプンなどでつくったそっくりな薬を服用すると、ある程度の症状が改善してしまう現象を指します。

偽薬との比較の場合はこのプラセボ効果を差し引いた効果を評価することになるのですが、2つのグループに分けて実施する重要性が分かったとしても、次に考えなければいけないのは2つのグループの人たちの背景（特徴）が可能な限り同じになるようにそろっていなければならないことです。ダイエット効果を比較するのにもともとの体重がグループ間で差があれば、薬の効果なのか断定することができません。性別、年齢、人種など、列挙できる限りのものすべてを2つのグループの間で公平にすることは大変なことです。これを解決する方法が「無作為」なグループの割り振りで、いわばクジ引きの手法です。原理的にこの方法が最も公平に2つのグループに割り振ることができるとされています。随分原始的な方法と思われるかもしれませんが、今のところこれに勝る方法はありません。英語ではランダム化、といいます。

次に盲検化ですが、これは思い込みや先入観をなくすために行います。もしも治験で自分がどんな薬を飲んでいるかを知ってしまったら、どんなことが起きるかあらかじめ予想ができてしまうからです。例えば「この薬は血糖値を下げるものです」とあらかじめ分かっていたら、「なんとか血糖値を下げよう」とウオーキングなどの運動を取り入れて、その予想に合わせるために効果が出るような健康的な行動をしてしまう可能性があるからです。薬を渡す医師も本物の薬と知っていたら患者さんにより力を入れてアドバイスをしてしまうかもしれません。これを避けるため、本物か偽薬か分からないように内緒にしておきます。これが盲検化で、英語ではブラインドといいます。そして患者と医師の両方に内緒にしておくことを二重盲検といいます。

次は規模です。5人で差が出たとしても偶然の可能性は残ります。人数が少なすぎると「偶然」ではと指摘を入れられたときに反論ができません。これをカバーするのが大規模な数となるのです。大規模にするメリットとしてはほかに、2つのグループの間で多くの背景が同じになるようにそろえやすくすることなども挙げられます。ちなみに規模が大きすぎないようにも配慮することとされています。無駄に多いとより多くの参加者の負担を求めることになってしまいますし、コストも無駄になってしまいます。人数が多すぎると統計学の性質上、現実とかけ離れた判定になってしまうこともあります。最後に「前向き」です。最高のエビデンスを検証するために行ったデータはどんな結果になったとしても、正しいデータとして使われなくてはなりません。

最高レベルのエビデンスを求める場合、まず「今からこういう調査（試験）をします」と公表してしまいます。調査の対象者や人数、手法、目的とする結果、統計の手法まで細かく決めてしまいます。試験の結果として残念な結論、例えば薬の効果が証明できなかったとしても公表します。この潔さが大事です。このプロセスが試験の信頼性を担保するのです。

エビデンスを吟味する

最高レベルのエビデンスを導き出すことの問題点は膨大なコストがかかることです。

したがって多くの費用がかかってもいい、と判断されるものでしか試験は実施されません。お金をかけてもいいもの、というのは多くの場合は新薬で、メーカーが社運をかけて費用を負担します。最高レベルのエビデンスがないから、と言って信頼性が落ちるとは一概には言い切れません。多くのエビデンスはそれよりもランクの落ちるものにはなってしまいますが、それでも条件つきのエビデンスとして参考になるはずです。サプリメントの有効性を評価するのに最高レベルのエビデンスを求めるのはそもそも無理な話ですが、要はそれぞれのエビデンスを批判的に評価できれば、それを使うかどうかは自分で安心して決められるのです。例えば、このエビデンスでは調べた人数が少ないな、前向きではないな、比較対照は設定されていないな、といった具合です。そして条件つきではあるけど良い結果（有効性）が示された、と解釈して実際に使ってみるかどうかは自分で判断すればいいのです。

最近はレベルの高いエビデンスの代わりに、実際の診療の膨大なデータをデジタル化したもの（ビッグデータ）を使って結論を出す手法が増えてきています。すでに存在しているデータなので前向き試験ではありませんが、膨大なデータがデジタル化されているので、調べたいものを簡単に検索して抽出することができるなど多くの利点もあります。その代わり解析する統計手法が難解となりがちで、統計学の専門家でないと厳密な批判的な吟味ができないのが課題となっています。

エビデンスの先駆け：脚気論争

医学においてエビデンスという言葉が使われるようになったのは１９９０年頃です。正確には「Evidence-Based Medicine」という言葉が盛んに唱えられるようになりましたが、この英語表記を略してＥＢＭといいます。ＥＢＭの武器となるのが疫学調査と統計解析です。疫学がＥＢＭの母体となったともいえます。病気の根本的な原因を解明することももちろん必要なことで、基礎医学研究によって裏付けられた理論が武器となります。こんにちでも医学部ではまずこの基礎医学を学び、その後に臨床的（実地的）な医学を修めることになっています。明治時代に疫学とこの基礎医学が対立するような出来事がありました。脚気《かっけ》論争です。

脚気は明治時代になっても多くの人がかかり、死者もたくさん出ていました。特に深刻だったのが軍隊でした。原因は不明でしたが、不衛生な環境を背景とした細菌感染の可能性が疑われていました。脚気は欧米ではほとんど見られない病気で、日本の風土病のようにとらえられていました。海軍での脚気の多さは異常で、兵士がバタバタと倒れていくのでいざというときに戦いどころではないのは明らかでした。

深刻な状況の中、海軍の軍医であった高木《たかき》兼寛《かねひろ》は徹底した調査を行い、脚気は航海が長くなるほど発症者が増え、途中の停泊が多いと減ることが分かったのです。さらに上官より下士官に多いことも分かりました。さらに高木はあることに注目しました。食事です。下士官は食費を切り詰めるため米しか食べていなかったのです。当時の軍は兵士には食費を支給し、自分で食事を買わせていました。多くの兵士は貧しい家庭で育ったため、米は軍隊にでも入らなければ食べられないものであり、支給された食費を節約して余った分は故郷に仕送りなどしていたのです。日本男児は米で強くなる、といった精神論も唱えられていました。それに対し、上官たちは副食を食べる余裕があったのです。途中の停泊は下士官にとっても米以外のものを食べる機会になったと考えられました。

高木は軍艦での食事を西洋式のパンと肉に変えたら脚気が減るのでは、と考えました。

海軍上層部はもとより伊藤博文や天皇まで説得して食事を切り替えた戦艦「筑波」の実験的な航海を実現させました。実験にあたっては直前に多数の脚気が発生した戦艦「龍驤《りゅうじょう》」の航海とまったく同じ航海にしてほしいと要望しました。条件をそろえて比較をするというエビデンスの手法です。この実験には巨額の費用と人命がかかっていました。失敗したら死をもって責任をとるくらいの覚悟でした。

果たして戦艦「筑波」の食事をパンと肉に変えた実験は大成功。脚気は数人の軽い発症者にとどまりました。しかもこの発症者たちは慣れないパンや肉を嫌がって食べていなかったというのです。すべての食事を西洋式に切り替えるというのは費用や嗜好の点で現実的ではない、ということでパンの代わりに栄養バランスが米よりもいい麦を導入したところ、海軍では脚気はほとんど見られなくなりました。ただ、このことは当時の日本の医学者からはまったく認められませんでした。真の原因が突き止められていないから、というのです。当時の医学の権威は東京大学の医学者たちでしたが、彼らは細菌原因説にこだわっていました。東京大学の医学者たちはドイツ医学を学んでおり、ドイツ医学は先進的な基礎医学で知られ細菌学の分野でも次々と業績を上げていました。また、陸軍の軍医は東京大学出身者が多く、脚気の原因を食事のバランスに帰す高木の手法を完全否定していました。その代表的な人物が陸軍の軍医であり明治の文豪としても知られる森鷗外《もりおうがい》です。鷗外は「脚気菌」による細菌感染症であるとする説にこだわっていました。

高木はイギリスに留学して医学を学びました。イギリス医学はドイツ医学とは対照的に臨床医学、実証的手法を重視していました。理屈よりもまず経験したこと、という姿勢です。そもそも高木は日本では軍医ではあっても「医学者」とはみなされていませんでした。

論争はなかなか決着しなかったのですが、陸軍では脚気にかかる兵が後を絶たず、日清戦争では3万9000人以上、日露戦争では2万7000人以上の陸軍兵士が脚気で死亡したのです。一方、高木が提唱した肉と麦の食事をとった海軍兵士の脚気による死亡は日清戦争でゼロ、日露戦争ではわずか3人でした。海軍の兵員数が陸軍より少ないことを差し引いても、その差は歴然です。

これではたまらんと、まだ軍医たちの反対が続くなか、陸軍の現場では麦食をこっそり採用するようになり成果を上げていきました。やがて陸軍大臣の寺内正毅《てらうちまさたけ》はかたくなな森鷗外ら陸軍軍医たちに「もういい加減にしろ」と引導を渡すこととなりました。高木の功績は国内では認められませんでしたが、海外では高く評価されました。これがエビデンスの先駆けです。のちにビタミンBの発見により脚気の原因がその欠乏と判明したときには高木も森もすでに故人となっていました。

ちなみに、高木兼寛は現在の東京慈恵会医科大学を創設し、日本初の看護学校をつくるなど多くの業績を残しています。

エビデンスに医学書が追い付かない時代

糖尿病治療の分野においても数多くのエビデンスが生み出されました。例えばSGLT2阻害薬は、これまで数多くのエビデンスを打ち出しました。そしてそれらのエビデンスにより、糖尿病の診療ガイドラインをあっという間に変えてしまいました。

ＳＧＬＴ２阻害薬は尿と一緒に血液内にある余分な糖を排出させる薬ですが、糖尿病だけでなく心臓病や腎臓病の治療薬としてもエビデンスを生み出しました。そのためガイドラインも毎年のように更新されてきました。

一方、医学の教科書ともいえる医学書は数年に1度の改訂ですので、エビデンスに追い付くことができません。それでも医学書に書かれている基礎医学は重要です。私たち医療従事者の存在意義は基礎医学を習得していることにあると思います。これからは両者の使い分け、すみ分けの時代だなと私も最近は実感しています。

スティグマ

糖尿病のスティグマを通して見えてくる今私たちの生きている世界

スティグマ（偏見）は糖尿病治療において百害あって一利なしです。

今はその概念をやっとあぶり出せたばかりで、スティグマは日常生活を送るうえでいろんな人の頭の中に存在し続けています。スティグマの背景はさまざまですが、その一つが「自己責任」という考え方です。なんらかの不都合な状況におかれてしまったときにその人の行動や選択に原因がある、転じてその人に責任があるという考え方です。しかし自己責任という考え方は昔からあったものなのでしょうか。

自由と引き換えの自己責任

人類の歴史は「発展」の歴史ともとらえられがちです。確かに私たちの暮らしは科学技術によって便利になりました。農業技術の発展で食糧が確保できるようになりました。交通、通信、建築、医学の進化によって、驚くほど便利な世の中になりました。社会構造も変化しました。日本では皆が自由に平等に暮らし、戦争に脅かされることもありません。職業も自由に選べ、好きなことが学べる世の中です。

今の日本は西洋の影響を大きく受けており、自由主義は欧米諸国から入ってきた文化のようなものです。フランス革命のスローガンを借りるならば「自由・平等・博愛」となりますが、この「自由」が自己責任を大きくしていった元凶とする構図も成り立つかもしれません。かつて日本は自分の意思で職業を選ぶこともできず、親の仕事を継ぐのが当たり前でした。生まれによって職業や財産、住む場所もほぼ決まっており、個人が「大きな決断」をすることなどほとんどできませんでした。不幸なことが起きてもそれが支配階級によるものであれば、あらがうこともできずただ受け入れるしかありませんでした。

このような社会では、不幸な事態に遭遇してもその人の「自己責任」とされる場面は少なかったはずです。自分で選択できないのだから自己責任とされることもなかったのです。ところが、かつてより「自由」を享受できるようになった今は、常に自己責任が付きまとうことでかえって生きづらくなってしまったと考えることもできます。何をやっても、自分で考えて選んだことなのだから、自己責任ととらえられ、常に選択を迫られ、失敗したら自己責任で片付けられてしまいます。迷ったり選択したりすることはとても大きな負担です。ましてやその結果が良くないものであった場合にそれを自己責任とされてしまうとすれば、大きなストレスに耐えながら毎日を生きていかなければなりません。ちなみに個人の制限が大きかった時代でも自己責任に相当する考えはある程度存在していたようで、江戸時代には今でいう生活保護による救済を受けた人の名を公表していたとの記録があります[1]。

人の価値を行動に求めるという思想

自由を獲得した、獲得しているはずという社会では、何をなしたか、あるいは何をなさなったかに重きがおかれるようになります。人は存在するだけで尊いはずなのですが、時には自分がどれだけ社会で役に立っているかが気になるのです。思想としても戦後に一時知識層の間でブームとなった実存主義がその例として挙げられますが、もともと人は、人の役に立てたと思えれば幸せを感じますし、そのように思えなければ生きている意義があるのかなどを考えてしまいます。

誰もがうらやむような裕福な家庭に生まれたとしても、それはたまたまそういった家庭に生まれただけで、その人の実力として評価されるものではありません。一方で貧しい家に生まれても自分の力で行動し、努力して裕福になれば、自分で行動（努力）した結果とみなされ評価されます。

自分自身をなんらかの基準で成功者であるとみなしている人は、それを自分の努力のおかげだ、と考える傾向があるとの指摘があります。

これは一方でお金に困らない家に生まれたり、親が教育熱心だったり、といったもともとの環境の影響を過小評価する考え方と同じです。

以前、ＮＨＫでのテレビ番組でハーバード大学のマイケル・サンデル教授の哲学の講義が放送されていました。学生との対話を重視した講義でしたが、そこでサンデル教授は学生たちに自分がどうしてこの大学に入ることができたのか、と問います。すると学生たちは、自分は大変な努力をしてきた、と答えます。ハーバード大学は超エリート大学です。そう考えるのも分かります。そこでサンデル教授は問います。本当にそうなのか？　と。遺伝や家庭環境も大きいのではないのか？　と。学生たちは困った顔をしています。そこでサンデル教授は問います。ではこの中で自分が長子（兄弟のなかで最年長）として生まれた人は手を挙げてください、と言います。すると予想外に多くの人が手を挙げました。長子であれば他の兄弟より大切に扱われる傾向にあるのは、良し悪しは別として納得しやすいと思います。このあたりにも病気に対する偏見（スティグマ）の背景が見てとれます。糖尿病をもたない人は、自分は生活習慣が乱れていないから糖尿病をもっていないわけで、ということは糖尿病をもつ人は生活習慣が乱れていたからだ、という考えをもちやすいということが想定されます。

自分の体は自分の所有物／自分の体は社会の所有物

「自分の体のことは自分で管理しなさい」と言われても当たり前のことにしか聞こえないかもしれません。

今では自分の体は自分のもの、という考えはは当たり前になっていますが、かつてはそうではなかったのです。自分の体は神のものという時代もありましたし、奴隷として扱われていたら、自分の体は自分の主人のものと考えられていました。

自分の体は自分のものという思想は、人権思想の発展とともにつくられました。イギリスの啓蒙思想家、ジョン・ロックは１６８９年に『統治二論』のなかで自己所有権を訴えていますが、それは自分の体を自由に支配できる権利のことを指します。これは各人が自由であり、他人による恣意《しい》的な干渉や支配を受けないことを意味し、自分の体を自分で自由に支配することは人間が道徳的存在であるために必要不可欠なことなのです。

これは自分の体を自分以外の何人《なんぴと》たりとも侵すことができないということを意味したものです。わざわざそのように書いてそれがこんにちまで語り継がれているということは、かつてそうではなかったため、少なくともそのように記さなければいけない状況にあったということです。

自分の体は自分の所有物であると同時に、資本であると言った人もいます。19世紀に活躍した哲学者カール・マルクスです。マルクスは『資本論』で、資本とは何らかの利益を生み出すものであると書きました。働くための資本は自分の体ということです。自分の体が健康であれば、仕事ができますし、仕事ができれば利益を得ることができます。自分の体に投資（スキルアップ）をすればより大きな資本となり、より大きな利益を生み出します。

近代になると、今度は個人の体を国家の「資源」と明確に打ち出すような仕組みがつくられるようになりました。明治時代の日本では、国家としてのスローガンは「富国強兵」でした。学校教育が始まったのも、強い国民をつくることが強い国をつくることになるという考えがあったからとも解釈できます。学校体育の授業が今でもどことなく軍隊のような雰囲気を残しているのも、そのような背景があるからとされています。ここでは強い肉体をつくることよりもむしろ国家に尽くす個人をつくるための思想教育、いわば内面からの戦力化が重視されました。

戦後に平和国家となり、民主主義陣営に加わり、経済発展に邁進《まいしん》することとなってからはさすがにそのような露骨な国民総戦力化は行われなくなりました。

繁栄を享受し、社会福祉の充実を図るようになってから国が直面する大きな課題の一つが、医療費の増加です。

医療費が最もかかる社会とは、長生きをするけども健康寿命が短い社会です。天寿を全うする寿命と健康寿命の差が大きい状況は財政的観点からは最も避けなければいけません。

そのことから、国の「生活習慣病」対策が生まれました。生活習慣病対策は、個人の幸福のためというだけではなく、国にとっての背に腹は代えられないような事情があるということを示唆します。この「生活習慣病」は以前、成人病と呼ばれていました。それがわざわざ生活習慣病と変えられてしまいました。

国が名称をわざわざ変えたことになんらかの意図を感じますし、いかにもスローガン的なにおいがします。生活習慣病というと、生活習慣が原因でなった病気ととらえられかねません。

糖尿病も生活習慣病の一つに入れられてしまっていますが、これでは糖尿病は生活習慣が悪いから、というスティグマの温床にもなってしまいます。私も個人的に生活習慣病という言葉は好きではありません。以前、総理大臣も務めた自民党のある大物政治家が「自分で不摂生をしてなった病気の人の医療費を健康に注意している人が払うのは馬鹿らしいという人がいるが、いいこと言っているなと自分も思う」といった発言をしていました[2]。

糖尿病をもつ人がなんとなく感じるプレッシャーがあるとすれば、社会全体に浸透するこのような認識があるのかもしれません。自分の体は自分のものなのだから自己責任でなんとかしなさいという構図がこうしてつくられ、今に至っているということです。

2つの方策

糖尿病をもつ人が治療に正面から向き合えるような社会が実現すれば、どんな薬よりも効果があり、日本は名実ともに糖尿病先進国と言ってもよいかと思います。

そのためには具体的にどうすればいいのか考えたときに、私は2つの方向に可能性を見いだしました。一つはやはり社会全体での糖尿病に対する正しい知識の共有です。糖尿病の知識を知れば知るほどスティグマが少なくなるのは明らかです。糖尿病は誰でもなり得る病気ですし、遺伝的要因もあり、不摂生をしていなくてもなることがあるということを子どもから大人まで知ることです。

もう一つが糖尿病について語る機会が増えることです。糖尿病にかかっていることを黙っていても、良いことはありません。みんなと同じものが食べられない、気を使わせてしまうからと黙っていても、自分を余計に苦しめるだけです。糖尿病について自ら語ることで、スティグマを減らす効果がある一方、糖尿病をもつ人が自ら治療に向き合えるようになるかもしれません。若い人であればSNSによる発信ができますし、高齢者やご家族は医療者に語ってもらってもいいかもしれません。

残念ながらまだスティグマの多い現在では、自ら語ることでかえって不利益を被ることは十分想定されます。個人の努力だけでは限界があります。また、自分から話すカミングアウトとは別に自分が糖尿病をもっていることを他人に勝手に広められてしまう「アウティング」にも注意が必要です。「あの人、糖尿病なんだって」と陰で噂《うわさ》されてしまったら、なんだか悪いことをしているようで、余計に隠したい気持ちになってしまいます。

こうならないようにスティグマのない社会の実現に向けて、現在は糖尿病学会や糖尿病協会など医療者や当事者の団体で活動が始まっています。特に医療従事者でなくても加入できる糖尿病協会は会報を通じて食事、運動、薬などについての分かりやすい解説や糖尿病をもつ人の交流の場づくりに取り組んでいます。

糖尿病を引き受けるということ

糖尿病治療で最も大切なのは糖尿病を「引き受ける」ことだと思います。ここがすべてのスタートです。糖尿病をもつに至るにはさまざまな要因が関係してきます。なぜ、自分が？　と思うこともあるかもしれません。しかし、結局は自ら向き合わなければなりません。「今さらそんなことを言われても分かっているよ」と言いたくなる気持ちも理解できますが、ここで改めて「引き受ける」という言葉を使ってもらいたいのです。「引き受ける」という言葉には、仕方ないなと思いつつも、結局は自分で責任を負うというような意味が込められています。そもそも人がこの世に生を受けたのは自らの意志ではありません。困難の多い世界に放り出されてしまったのです。でも人は生きていこうとします。これが生を引き受けるということです。

糖尿病が他の病気と違うのは、どうしても日々の生活において自分で取り組まなければいけないことが多いということです。高血圧は塩分などをとりすぎなければ、薬で何とかなる時代になってきました。

ところが糖尿病はまだそこまでには至っていません。確かに糖尿病も治療法はかなり進歩しましたし、寿命が短くなるという病気でもなくなってきました。ただ糖尿病自体が軽くなったというわけではありません。新型コロナウイルス感染症のように弱毒化・軽症化したわけではありません。治療を続けなければ健康寿命だけでなく寿命そのものに影響します。

治療を続けることは大変なことですが、なんとか継続すれば医療の進歩や社会の理解が進むことの恩恵をより多く受けることができます。その未来は明るいのです。

おわりに

糖尿病の治療の進歩を具体的に知っていただきたいとの思いで書かせていただきましたが、もしかしたら難しくて分からないところもあったかもしれません。薬の話が多くてちょっとがっかり、という方もいるかもしれません。しかし、糖尿病を取り巻く状況は確実に良くなっておりこれからもさらに良くなる可能性があるということが伝わりましたら筆者としてはそれでも十分かな、と考えています。

専門的な説明の部分をより少なくすることも考慮しましたが、分かりやすくしすぎると私の力不足のせいか、伝えたいものをさらに省くことになってしまうため、そのあたりはどうしても妥協できませんでした。

現在はインターネットや動画配信などで情報があふれています。自分で簡単に知識を得ることはできるようになりましたが、そのような状況でも「本」という情報資源はこれからもその存在価値は失われることはないと信じています。この時代にあって糖尿病

について もっと知りたいと思われた方が今回あえて本を手にして読もうとしている時点で、情報リテラシー（取得し活用する能力）が高い人だと想定して、書きたいことを書かせていただきました。

後半は糖尿病からやや飛躍した内容になっていますが、糖尿病診療に従事している者の視点からどのように社会を見つめているか、と解釈していただければ幸いです。

私のクリニックのホームページに毎月掲載している院内報を見て執筆をご提案いただき、さらに書きたいように書かせてくださった幻冬舎メディアコンサルティングの担当者の方たちには心より感謝申し上げます。

私の父は本の虫でした。家の中には本が積み上がり、本を読んでいるその背中で読書の楽しさを教えてくれていたような気がします。その父も２０２４年２月に旅立ってしまいました。

本書を父に捧げたいと思います。

よくある質問（巻末付録）

Q 最近、手足のしびれを感じます。2年ほど前に受けた検診では血糖値が高いとは言われなかったのですが、やはり糖尿病が心配です。

A 糖尿病による症状の可能性は低いです。

糖尿病性神経症のうちの末梢神経障害で足がしびれてしまうことはありますが、手がしびれることはまれです。あったとしても少なくとも足のしびれのほうが先にあらわれます。

足のしびれは必ず足の先や足の裏から始まり、左右両方ともしびれます。体の中心から最も遠い場所（「遠位」といいます）から始まるのが特徴的で、最も遠いところは足の先になります。糖尿病性末梢神経障害は長年にわたって血糖値が高い状態が続いてから症状が出てきます。これは他の合併症も同様です。2年前の検診で血糖が高いことを指摘されていないのであれば、その後に血糖値が急に上がって糖尿病をもつようになったとしても2年という短期間で末梢神経障害が発症するのは考えにくいです。したがって、しびれの場所と時間的な経緯から糖尿病による症状の可能性は低いと思われます。

Q 糖質を減らすことは有効なのでしょうか

A 血糖値をうまく下げる方法としてはたいへん有効で食事療法の選択肢の一つだと思います。

糖質を控える食事療法は欧米では古くから勧められてきました。我が国では食品交換表を用いた食事療法が糖尿病学会で推奨されてきましたが、この方法はまず、食事のカロリーを決めて制限するところから始まります。

近年は糖質制限の食事療法が見直されるようになるとともに、従来のカロリー制限の方法とどちらがいいのかという論争も起きています。糖質制限の方法の一つとして極端な糖質制限を推奨する意見や、逆に糖質制限にはエビデンスがないといった批判も出ています。そもそも食事療法については薬とは違ってレベルの高いエビデンス試験を実施するのは難しく、議論に明確な決着をつけるのは難しいと思います。もちろん糖質制限がカロリー制限よりエビデンスが少ない、とは言い切れません。極端な糖質制限は多くの人にとって実行や継続が難しく、それを医療現場で強く勧めてしまうと、かえって治療への意欲や日常生活への影響が大きくなるため現実的ではありません。極端な糖質制限は多くの人に抵抗感を抱かせてしまい、糖質を控える食事療法全体への誤解と偏見を生んでしまったように感じます。

カロリー源となる三大栄養素は糖質（炭水化物）、脂肪、タンパク質です。炭水化物は糖質と食物繊維から構成されます。ご飯やパンは糖質が主な栄養成分です。日本人は米を主食とする文化の影響もあり糖質の摂取の比率が高くなる傾向にあります[1]。糖質は他の栄養素と違って消化吸収が早いうえに糖そのものでもあるため、結果として血糖値の上昇が早くなります。糖尿病はインスリンの分泌が追い付かない病態のため、血糖値上昇のスピードが速いほど対応が遅れて結果的に血糖値がさらに上がってしまうのです。糖質の比率がもともと多い日本人では糖質を控えてみると血糖値が上がりにくくなるだけでなくタンパクやビタミン、ミネラルなどのほかの栄養成分が増えて、結果的に栄養のバランスが改善することが期待されます。

Q 糖質を控える具体的な方法を教えてください。

A まず、清涼飲料水、次に甘い菓子類を控え、そのうえで主食の量の調整をしてみましょう。

最も注意すべきは清涼飲料水（ジュース類）です。スポーツドリンクを含めた清涼飲料水はさまざまな味付けがしてありますが、いわば砂糖水のようなものです。水に溶けた糖は吸収が最も早く血糖値上昇作用は強烈です。

次に、注意したほうがいいのが甘い菓子類です。製品に含まれる精製糖はやはり血糖値上昇作用が強いです。ただしそのときの血糖コントロールの状況によりますが、完全に控えることまではしなくてもいいかもしれません。その代わり量や食べるタイミングには注意しましょう。

食事ではやはり主食が糖質（炭水化物）を多く含みます。極端な糖質制限で行われるような、ご飯をまったく食べない方法は推奨できませんが、まずは主食の量を意識してほしいです。例えば、1食当たりのご飯なら普通サイズの茶碗の小盛り程度またはコンビニのおにぎり1個程度にしてみる。さらにご飯とパン、ご飯と麺類といったように主食が重ならないようにするなどの取り組みをお勧めします。また、血糖値が高い状態が続いてしまったときなどにいったん血糖値をしっかり下げるための方法として、短期集中で糖質を控えるというやり方もあってもいいと思っています。

Q 運動が長続きしません。運動はやはり必要ですか。

A 楽しく、複数の運動をするようにしましょう。

人間は糖尿病があるなしに関わらず、動けるうちは運動をし続けなければいけないようです。運動により筋肉量を維持することは転倒や寝たきりの予防になりますし、認知症など多くの疾病や障害の予防になるともいわれています。便秘や不眠症などの改善にも有効ですし、適度な運動であればリラックス効果もあります。

このように運動には無限の効果があるのですが、その中に血糖値を下げる効果もあります。これはインスリンの作用を介さないため、あらゆる状態の糖尿病で有効です。運動しなければいけないのは糖尿病をもつ人だけではないと思えば運動に対するハードルが下がるのではないでしょうか。どのような運動が適しているかは個人によって違ってくると思います。自分にふさわしい方法を探す基準ですが、まずは楽しい、あるいは気持ちいいと感じられるようなものを見つけてほしいです。

運動は継続が大事です。そして楽しくなければ続けられません。長続きさせるにはほかにもいくつかコツがあります。その一つは習慣化です。習慣化するとそれをしないでは落ち着かなくなります。すぐにはそうはいかないかもしれませんが、いったん習慣化してしまえばしめたものです。この習慣化の「スイッチ」が入るまで頑張るという意識が大切です。それ以外に複数の種類の運動の習慣をもつことも大事です。これにより飽きにくくなり、運動効果がさらに上がることが期待できます。

ちなみに運動は大きく3種類に分けられます。レジスタンス運動、有酸素運動、それにストレッチです。レジスタンス運動はいわゆる筋トレのことで、筋肉の量を維持します。有酸素運動はジョギングや早歩きなどです。カロリーを消費するとともに心肺機能を高めます。ストレッチは筋肉をほぐして柔らかくする体操です。運動習慣をもつにあたっては、この3種類とも取り入れることが望ましいです。運動の種類を屋内と屋外の両方のもので習慣化するとさらにいいでしょう。

日本は四季の変化が豊かですので、外の運動ではそれを楽しむことができますが、一方で厳しい気候のときもあります。外の運動だけだと天候不順や猛暑厳寒のときに続けることが困難ですから、室内での運動もできるようにしておくことが大事です。

運動を楽しむためのちょっとしたコツですが、例えばトレーニングウエアやシューズを買って形から入る、運動の記録をつけたり可視化したりする、一緒に取り組む仲間をつくるなどによって長続きしやすくなります。運動はしているときはキツイと感じても終わった後はなんとも言えない爽快感があります。この感触も大事にしましょう。

フランスの哲学者アランの書いた『幸福論』にはとにかく動くことが不安を減らす、といった趣旨の記述があります。これは頭で考えることの対義語としての「行動」も含みますし実際の「体操」についても言及されています。やはり人は死ぬまで動いていたほうがいいようです。

Q お酒は糖尿病に良くないのでしょうか？

A　アルコール自体には血糖値を上げる作用はありませんが、お酒の飲み方を見直すことで血糖値が下がることは期待できます。

飲酒は健康には良くないもの、というイメージで糖尿病にもマイナスの効果があると思っている人も多いと思います。

実はアルコール自体には血糖値を上げる作用はありません。むしろ血糖値を下げる作用すらあります。しかし、「飲酒の習慣」が血糖コントロールを悪化させてしまうことはあります。例えばお酒が入るとついつい食べる量が増えてしまったり栄養のバランスが悪くなったりします。晩酌の場合は遅い時間まで食べ続けてしまうことが多いようです。アルコールには胃腸の働きも促進する働きがあります。したがって食欲は増しますし酩酊《めいてい》で自制心も失われていれば、「締めのラーメン」となってしまうでしょう。

最近は「糖質ゼロ」や「糖質オフ」と記載されたお酒が販売されていますが、お酒に含まれる糖質の量が少ないことのメリットはあまりないと思います。むしろこれでかえってアルコールの量が増えてしまえば逆効果です。お酒の種類によっては血糖値に影響がないと思っている人も見受けられますが、アルコールであれば種類は関係ありません。飲酒をしている人にいったん飲酒を控えてもらうと、血糖コントロールが良くなる場合は多いです。また、過度のアルコール摂取を長年続けたことによって、肝機能障害（肝硬変など）や膵機能障害（膵炎など）になると血糖値が不安定になりやすくなります。

お酒とうまく付き合えればそれでいいのですが、なかなかそれも難しい場合は、お酒とは距離をとってみると良いでしょう。

Q 血圧やコレステロールの治療も糖尿病に関係するのでしょうか。

A 血糖値を下げる効果はありませんが糖尿病の合併症の予防に関係します。

糖尿病の合併症は血糖値を下げる以外にも血圧やコレステロールを適切に管理することで予防できることが、これまでさまざまなエビデンスで証明されています[2][3]。三大合併症のうち、特に腎症の予防に対しては血圧の管理が有効です。さらに、高血圧の薬のなかには血圧を下げる以外の効果として腎臓を守る（腎保護）効果が証明されているものがあります。第3章で述べたように透析が必要となる原因疾患の1位は糖尿病ですが、ごく最近はその比率が減少に転じていて、今後も減っていく傾向が続くと見られています。その背景の一つとしてこの血圧治療薬の普及が挙げられています。また、大血管症のうち、狭心症や心筋梗塞などいわゆる虚血性心疾患にコレステロールを下げることが有効であることも証明されています。虚血性心疾患は心臓を養う血管である冠動脈の内側が狭くなって血栓などが詰まってしまうことが原因で発症します。この冠動脈の障害はコレステロール値が高いことが大きな危険因子です。そして血液中のコレステロール値を下げる治療が虚血性心疾患の発症や再発予防に効果があることも証明されていますが、コレステロール値を下げる薬で最も広く使われている「スタチン系」という種類のものはコレステロール値を下げる効果とは別に直接冠動脈の障害を予防することが分かっています[4][5]。血糖値は薬を使っても適切にコントロールするのは難しいと実感しているかもしれませんが、血圧と血中コレステロール値は薬で管理できるようになってきました。血糖値のコントロールがうまくいかない状態が続いてしまっても、血圧やコレステロールの管理を続けることの恩恵はあるのです。当院でも糖尿病治療で受診される方には毎回必ず血圧を測定しています。血圧を管理することも糖尿病治療の一環なのです。

Q エビデンスのある薬は必ず使わなければいけないのでしょうか？

A 最終的には各個人のおかれた状況で判断すべきだと思います。エビデンスは医師が押し付けるためのものでは決してありません。

最高レベルのエビデンスのある薬は診療ガイドラインでも推奨されますし、レベルが最高になると使うことは「正義」のようになってしまっています。しかし、「使わなければいけない」ということまでにはなっていないと個人的には考えています。まず、どんな薬も人によっては多少のデメリットも想定されています。例えばＳＧＬＴ２阻害薬ですが、自分の膵臓から分泌されるインスリンの量がかなり低下している一部の２型糖尿病や１型糖尿病では、血液が酸性に傾いてしまう「アシドーシス」を起こす可能性に注意が必要です。決して使えないわけではなく（１型糖尿病にも保険適用となっているＳＧＬＴ２阻害薬はあります）、やはり血糖コントロールにも合併症予防にも大変有用なのですが、医療者も、そしてある程度患者本人も理解したうえでの使用が望ましいです。

また費用対効果も考慮されるべきだと思います。とはいっても、それぞれの薬で費用対効果についての明確なデータはまだ十分ではなく、判断が難しいところです。例えば、SGLT2阻害薬は糖尿病がなくても腎臓病や心臓病の予防効果があります。極論ですが、何の持病もない人が内服してもその恩恵にあずかれるのかについてはまだエビデンスはありません。もしあったとしても(良い効果は期待できますが)、費用対効果は大いに考慮されるべきだということにはなるでしょう。現実的には、持病がない人に保険診療で薬を処方するということは想定されないでしょうし、医療費を負担する保険者（国や自治体など）が費用対効果の議論を持ち出してくるでしょう。あくまでも仮定の話です。

最後に、やはり実際に内服されるご本人の「気持ち」も尊重されるべきだと思っています。糖尿病治療で最も大切なのは継続です。処方された薬を飲みたくないためにしばらく薬を中断してしまうケースもあります。ご本人でも説明できないようななんとなく薬を飲みたくない、あるいは増やしたくない、ということもあるでしょう。理屈ではない領域ですが、そこが人の人たる所以《ゆえん》でもあると思われます。

Q 糖尿病専門医のところに通院したほうがいいでしょうか？

A 基本的にはかかりつけ医での診療をお勧めします。

　糖尿病をもつ人の数は１０００万人と推定されています。もはや国民病ともいえると思います。多くの病院や診療所にとっても決して珍しい病気ではありません。そして、専門医ではなくても糖尿病にたいへん習熟している医師はたくさんいます。少なくとも私のクリニックの周りにはたいへん勉強熱心で信頼できる先生が大勢います。かかりつけ医それぞれで専門や得意とする領域は異なるでしょうが、なにかあったときにすぐ相談できるのがかかりつけ医であり、糖尿病もそこで診療を受けていたほうが常に総合的な判断を受けられるメリットはあると思います。もちろん糖尿病のコントロールが困難な場合やインスリンの調整などが難しいときもあるかもしれません。そのようなときには糖尿病専門医と連携をとる必要があると思います。そもそも糖尿病をもつ人の数に比べて糖尿病専門医の数が圧倒的に少なく、私のクリニックでも対応能力の限界に近づきつつあります。糖尿病のガイドライン（アルゴリズム）を策定している日本糖尿病学会も、専門医ではなくまずかかりつけ医が診療することを想定しています。

参考文献

第2章

● 二宮陸雄（2015）『インスリン物語（新装復刻版）』医歯薬出版

● 垂井清一郎（2009）『糖尿病物語』中山書店

● 倉本一宏（編）（2019）『現代語訳　小右記』第9巻、第15巻　吉川弘文館

● 藤原実資（倉本一宏　編）（2023）『小右記』角川ソフィア文庫

● 藤原道長（倉本一宏　訳）（2009）『御堂関白記』講談社学術文庫

● マイケル・ブリス（堀田饒　訳）（2021）『バンティング』中山書店

● 葛谷健（2017）『糖尿病医学史談』医歯薬出版

● ドナルド・M・バーネット（堀田饒　訳）（2016）『エリオット・P・ジョスリン』ライフサイエンス出版

[1] Diabetes Control and Complication trial Research Group（1993）「The effect of intensive treatment of diabetes on the development and progression of long-term complication in insulin-dependent diabetes mellitus」N Engl J Med 329:P977-986

[2] UK Progressive Diabetes Study (UKPDS) group（1998）「Intensive blood-glucose control with sulphonylureas or insulin compared with conventional treatment and risk of complications in patients with type 2 diabetes (UKPDS 33)」Lancet 352:P837-853

[3] Action to Control Cardiovascular Risk in Diabetes Study Group（2008）「Effects of intensive glucose lowering in type 2 diabetes」N Engl J Med 358:P2545-2559.

第3章

[1] ＩＤＦホームページ（2021）‹http://www.diabetesatlas.org/atlas/tenth-edition/›

［2］WHOホームページ（2023）‹https://www.who.int/news-room/fact-sheets/detail/diabetes›
［3］厚生労働省（2016）「平成28年国民健康・栄養調査報告」
［4］中村、他（2024）「アンケート調査による日本人糖尿病の死因」糖尿病67（2）:P106-128
［5］Nishioka Y（2022）「The age of death in Japanese patients with type 1 and 2 diabetes」J Diabetes Investig 13(18):P1316-1320
［6］Goto A（2020）「Causes of death and estimated life expectancy among people with diabetes」J Diabetes Investig 11(1):P52-54
［7］Doi Y (2010)「Impact of glucose tolerance status on development of ischemic stroke and coronary heart disease in a general Japanese population: the Hisayama study」Stroke 41(2):p203-209
［8］厚生労働省（2010）「平成19年国民健康・栄養調査報告」
［9］Stamler J（1993）「Diabetes, Other Risk Factors, and 12-Yr Cardiovascular Mortality for Men Screened in the Multiple Risk Factor Intervention Trial」Diabetes Care February Vol.16:P429-433
［10］WHOホームページ（2020）‹https://www.who.int/news-room/fact-sheets/detail/the-top-10-causesof-death›
［11］国立衛生統計センターホームページ（2019）‹https://www.cdc.gov/nchs/data-visualization/mortality-leading-causes/index.htm›
［12］厚生労働省（2023）「令和4年（2022）人口動態統計月報年計（概数）の概況」
［13］Ramsey SD（1999）「Incidence, outcomes, and cost of foot ulcers in patients with diabetes」Diabetes Care 53:P989-992

［14］Muller IS（2002）「Foot ulceration and lower limb amputation in type 2 diabetes in Dutch primary health care」Diabetes Care 25:P570-574

［15］Masanori Iwase（2018）「Incidence of diabetic foot ulcer in Japanese patients with type 2 diabetes mellitus: The Fukuoka diabetes registry」Diabetes Research and Clinical Practice 137:P183-189

［16］Gregg（2014）「Changes in diabetes-related complications in the United States, 1990-2010」N Engl J Med 2014 370:P1514-1523

［17］日本透析医学会ホームページ（2023）「２０２２年末のわが国の慢性透析患者に関する集計」‹https://docs.jsdt.or.jp/overview/index.htm›

［18］Brenner BM（2001）「RENAAL Study Investigators.: Effects of losartan on renal and cardiovascular outcomes in patients with type 2 diabetes and nephropathy」N Engl J Med 345:P861-869

［19］Shikata K（2020）「JDCP study group」J Diabetes Investig 11(2):P325-332

［20］日本臨床内科医会調査研究グループ（2001）「わが国の糖尿病の実態と合併症」日臨内科医会誌 16:P167-195

第４章

［１］本田、他（2011）「糖尿病の家族歴と耐糖能異常，肥満との関連」糖尿病54（７）:P503-507

［２］Xiaomu K（2021）「Maternal and paternal histories differentially influence risks for diabetes, insulin secretion and insulin resistance in a Chinese population」J Diabetes Investig 12:P434–445

［3］安藤寿康（2016）『日本人の9割が知らない遺伝の真実』ＳＢ新書
［4］Avery（2019）「Heritability of type 2 diabetes in the Washington State Twin Registry」Twin Res Hum Genet 22:P95-98
［5］Richard Wilkinson and Michael Marmot（2004）『健康の社会的決定要因（第二版）』髙野健人監修・監訳、特定非営利法人健康都市推進会議
［6］日本プライマリ・ケア連合学会（2023）『実践ＳＤＨ診療』中外医学社
［7］戸谷洋志（2023）『親ガチャの哲学』　新潮新書

第5章

［1］Bouchi R（2021）「Retrospective nationwide study on the trends in first-line antidiabetic medication for patients with type 2 diabetes in Japan」J Diabetes Investig 13:P280–291
［2］Bernard Z（2015）「Empagliflozin, Cardiovascular Outcomes, and Mortality in Type 2 Diabetes」N Engl J Med 373:P2117-2128
［3］Steven PM（2016）「LEADER Steering Committee. LEADER Trial Investigators: Liraglutide and Cardiovascular Outcomes in Type 2 Diabetes」N Engl J Med 375:P311-312
［4］UK Prospective Diabetes Study (UKPDS) Group（1998）「Effect of intensive blood-glucose control with metformin on complications in overweight patients with type 2 diabetes (UKPDS34)」Lancet 352:P854-865
［5］Murayama H（2018）「Factors Influencing the Prescribing Preferences of Physicians for Drug-Naive Patients with Type 2 Diabetes Mellitus in the Real-World Setting in Japan: Insight from a Web Survey」Diabetes Ther 9:P1185–1199

第6章

● 吉村昭（2009）『白い航跡』 講談社文庫

［1］木下光生（2017）『貧困と自己責任の近世日本史』人文書院

［2］朝日新聞デジタル（2019.3.3）

よくある質問（巻末付録）

［1］国立研究開発法人医薬基盤・健康・栄養研究所　栄養疫学・食育研究部（2024）『諸外国の1日あたりの栄養素等摂取量の比較』

［2］Ueki K（2017）「Effect of an intensified multifactorial intervention on cardiovascular outcomes and mortality in type 2 diabetes (J-DOIT3): an open-label, randomised controlled trial」The Lancet Diabetes and Endocrinol 5(12):P951-964

［3］Gæde P（2008）「Effect of a Multifactorial Intervention on Mortality in Type 2 Diabetes」N Engl J Med 358:P580-591

［4］Brugts JJ（2009）「The benefits of statins in people without established cardiovascular disease but with cardiovascular risk factors: meta-analysis of randomised controlled trials」BMJ 338:b2376

［5］Cholesterol Treatment Trialists' (CTT) Collaborators（2012）「The effects of lowering LDL cholesterol with statin therapy in people at low risk of vascular disease: meta-analysis of individual data from 27 randomised trials」Lancet 380:P581-590

金崎聖伸（かねさき よしのぶ）
1972年生まれ。幼少時は歴史学者を夢見るも父の内科医院開業を機に医師を志し、福島県立医科大学に入学。糖尿病と腎臓の研究に従事し福島県立医科大学大学院修了。32歳のときから父の病気をきっかけに実家の内科医院を手伝うようになり糖尿病診療の重要性と奥深さに改めて目覚める。2016年金崎内科医院院長就任。
医学博士、日本糖尿病学会認定糖尿病専門医、日本内科学会認定総合内科専門医。

本書についての
ご意見・ご感想はコチラ

患者が知っておきたい正しい糖尿病

2024 年 9 月 9 日　第 1 刷発行

著　者　　金崎聖伸
発行人　　久保田貴幸

発行元　　株式会社 幻冬舎メディアコンサルティング
〒151-0051　東京都渋谷区千駄ヶ谷4-9-7
電話　03-5411-6440（編集）

発売元　　株式会社 幻冬舎
〒151-0051　東京都渋谷区千駄ヶ谷4-9-7
電話　03-5411-6222（営業）

印刷・製本　中央精版印刷株式会社
装　丁　　野口 萌

検印廃止

ISBN 978-4-344-94831-0 C0047
幻冬舎メディアコンサルティングＨＰ
https://www.gentosha-mc.com/